Irene Tuffrey-Wijne

Hoe breng je slecht nieuws aan mensen met een verstandelijke beperking?

Irene Tuffrey-Wijne

Hoe breng je slecht nieuws aan mensen met een verstandelijke beperking?

Een handleiding voor familie, begeleiders en andere professionals

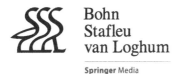

Bohn
Stafleu
van Loghum

Springer Media

Houten 2014

ISBN 978-90-368-0420-2

NUR 848
Basisontwerp omslag: Studio Bassa, Culemborg
Automatische opmaak: Crest Premedia Solutions (P) Ltd., Pune, India
Vertaling: Eric Schotsman en Astrid Wijne

Vertaald uit het Engels. Oorspronkelijke titel: *How to Break Bad News to People with Intellectual Disabilities. A
Guide for Carers and Professionals*. Londen/Philadelphia: Jessica Kingsley *Publishers*. ISBN 978-1-84905-280-1.
Copyright © Irene Tuffrey-Wijne 2013
Nederlandse vertaling: © 2014 Bohn Stafleu van Loghum, onderdeel van Springer Media BV

Deze vertaling van *How to Break Bad News to People with Intellectual Disabilities* is uitgegeven via een overeen-
komst met Jessica Kingsley Publishers Ltd.
De vertaling is mede tot stand gekomen met inzet van Vereniging Gehandicaptenzorg Nederland (VGN) en
Markant.

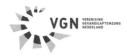

Bohn Stafleu van Loghum
Het Spoor 2
Postbus 246
3990 GA Houten

www.bsl.nl

Over de Engelse editie:

» Ondanks het gevoelige onderwerp heb ik dit boek met plezier gelezen. Het is helder geschreven en staat vol voorbeelden die ik in mijn dagelijkse praktijk meteen herken. Het boek onderstreept hoe belangrijk het is dat cliënten, ongeacht hun mate van verstandelijke beperking, hulp krijgen bij het begrijpen van slecht nieuws, en bewijst hoe belangrijk het kan zijn om het ondersteunende netwerk van de cliënt bij dit proces te betrekken. Dit boek is praktisch en goed toegankelijk. Het geeft ons eindelijk een set degelijke richtlijnen ter ondersteuning van ons dagelijks werk! «

Marja Oud, leidinggevende palliatieve zorg en afdelingshoofd in een woonvoorziening voor mensen met een verstandelijke beperking

» Als ouder wilde ik maar dat ik dit boek van dr. Irene Tuffrey-Wijne had kunnen gebruiken toen mijn dochter langzaam stervende was. Dr. Tuffrey's richtlijnen zijn realistisch, geruststellend en geworteld in diep inzicht in de hoogst individuele behoeften van mensen met een verstandelijke beperking. Voor mij is het volkomen vanzelfsprekend dat het overbrengen van slecht nieuws een proces is, en geen eenmalige gebeurtenis. Dit boek laat zien dat het mogelijk is mensen met een verstandelijke beperking te helpen om pijnlijke gebeurtenissen te verwerken. «

Jan Sunman, moeder en deelnemer aan het wetenschappelijke onderzoek van dr. Irene Tuffrey-Wijne

Voorwoord

Zo eenvoudig is het niet, het voeren van slechtnieuwsgesprekken met mensen met een verstandelijke beperking.

Ouders en familieleden van personen met een verstandelijke beperking beklemtonen keer op keer dat goede communicatie en een juiste bejegening van groot belang is, met daarbij aandacht voor het bieden van veiligheid en zekerheid. Opmerkelijk is dat slechts zelden naar de mening en ervaring met slechtnieuwsgesprekken van de betrokkenen zelf wordt gevraagd. Dit geeft te denken.

Nu is het communiceren van indringend nieuws afgestemd op het begripsniveau van de persoon met een verstandelijke beperking geen eenvoudige opgave. Zeker niet als tegelijkertijd de moeite wordt genomen na te gaan of de boodschap ook daadwerkelijk is begrepen. Gewoon doen is niet voldoende. Irene Tuffrey-Wijne laat het niet bij die constatering.

In dit boek, *Hoe breng je slecht nieuws aan mensen met een verstandelijke beperking?*, laat Irene Tuffrey-Wijne stapsgewijs zien hoe het beter kan. Heel concreet benoemt zij waarom goed communiceren over slecht nieuws belangrijk is. Ze laat zien dat de beschikbare richtlijnen en aanbevelingen niet werken bij deze groep mensen. Vervolgens geeft zij duidelijk aan wat wij in ons gedrag moeten veranderen voor het bewerkstelligen van een betere dialoog. Het belang van afstemming en samenwerking tussen betrokkenen, familie en hulpverleners, wordt onderstreept. De richtlijnen zijn praktisch van aard en worden door haar op een sympathieke en tegelijkertijd indringende wijze gepresenteerd. Het toepassen van deze kennis draagt ongetwijfeld bij aan de zo broodnodig gewenste verbetering in het communiceren met kwetsbare mensen.

Irene Tuffrey-Wijne is er voortreffelijk in geslaagd een moeilijk onderwerp op een heldere wijze voor het voetlicht te brengen. In haar boek wordt een duidelijke visie gepresenteerd over goed communiceren en methodisch werken. Zij laat op een overtuigende wijze – ook 'tussen de regels door' – zien hoe belangrijk oprecht en respectvol communiceren is. Haar jarenlange praktijkervaring en het daadwerkelijk samen verrichten van onderzoek met mensen met een verstandelijke beperking liggen hier ongetwijfeld mede ten grondslag aan.

Het is verheugend dat een dergelijk werk beschikbaar is en het lezen ervan zal ongetwijfeld inspireren de geboden kennis toe te passen in de praktijk.

Prof. dr. Leopold M.G. Curfs

Directeur Gouverneur Kremers Centrum MUMC en hoogleraar Verstandelijke Handicap Universiteit Maastricht

Dankwoord

Een boek als dit kun je niet in je eentje schrijven. De ideeën die in dit boek worden aangereikt zijn het resultaat van zeven jaar onderzoek en reflectie. Dat onderzoek omvatte het 'Veronica-project' (een onderzoek naar de ervaringen van mensen met een verstandelijke beperking die kanker hadden, in 2010 gepubliceerd door Jessica Kingsley Publishers), gevolgd door een twee jaar durend onderzoek dat zich specifiek richtte op 'hoe breng je slecht nieuws over'. Aan mijn onderzoek hebben in deze zeven jaar ongeveer 200 mensen meegewerkt, waaronder mensen met een verstandelijke beperking, families, vrienden, begeleiders, artsen en verpleegkundigen in ziekenhuizen en verpleeghuizen, en verpleegkundigen en andere professionals uit de zorg voor mensen met een verstandelijke beperking. Ik kan al deze mensen niet bij naam noemen, maar hun hulp was cruciaal bij de ontwikkeling van mijn inzicht en ideeën. Velen hebben diepgaande persoonlijke en vaak pijnlijke ervaringen met mij gedeeld, en ik ben hen dankbaar voor hun ruimgevigheid en vertrouwen. Ik hoop dat dit boek hen recht doet.

Maar er zijn meer 'naamloze' mensen die een bijdrage hebben geleverd. Nieuwe kennis ontstaat door naar anderen te luisteren en deze met hen te bediscussiëren, en er zijn dan ook talloze mensen die me geïnspireerd en geleid hebben: vrienden, collega's, mensen die mijn lessen, workshops en voordrachten op conferenties volgden.

Ik ben de Bupa Foundation dankbaar voor de financiering van het onderzoek dat aan dit boek ten grondslag ligt. De mensen van deze stichting verleenden voortdurend steun en gaven me de mogelijkheid voor een time-out toen slecht nieuws mijn persoonlijke leven overschaduwde. Tegelijkertijd financierde de Macmillan Cancer Support een onderzoek naar de ervaringen van mensen met een verstandelijke beperking die verwanten met kanker hadden; ook dit onderzoek droeg bij aan de ontwikkeling van mijn richtlijnen voor het overbrengen van slecht nieuws.

Mijn onderzoeksteam aan de St George University van Londen was van onschatbare waarde. Niki Giatras hielp met de focusgroepen en het gegevensbeheer. Gary Butler en Amanda Cresswel werkten mee aan de focusgroepen met mensen met een verstandelijke beperking; deze twee collega's, die zelf een verstandelijke beperking hebben, leverden niet alleen cruciale inzichten maar maakten het deelnemers met een verstandelijke beperking mogelijk een meer volledige bijdrage te leveren. Sheila Hollins was mijn supervisor: mild, wijs en altijd motiverend. Jane Bernal helpt me al meer dan tien jaar om mijn ideeën onder woorden te brengen, vaak prikkelend en provocerend, maar altijd nuchter, relevant en met een vleugje lichtheid. Haar inbreng over wilsbekwaamheid is bijzonder nuttig geweest.

Het onderzoek naar slechtnieuwsgesprekken werd ondersteund door een wetenschappelijke adviesraad, voorgezeten door Sheila Hollins (hoogleraar verstandelijke beperkingen aan de St George University van Londen). Deze raad kwam regelmatig bijeen en gaf advies en feedback over de bevindingen. Hartelijk dank aan Paul Adeline (onderzoeker en adviseur met een verstandelijke beperking, St George University van Londen), Peter Cranham (ervaringsdeskundige; Acttoo Theatre Company), June Allen (leidinggevend oncologieverpleegkundige), Patrick Stone (arts palliatieve geneeskunde), Jim Blair (verpleegkundig specialist verstandelijke beperkingen), Valerie Emmons (kankerpatiëntengroep 'Improving the Cancer Experience'), Monica Stannard en Pauline Stanley (ouders, Caring Solutions), iedereen van het St George Hospital in Londen, Jane Bernal (psychiater, Cornwall Partnership NHS Trust), Leopold Curfs (hoogleraar verstandelijke beperkingen) en Ireen Proot (senioronderzoeker) (beiden verbonden aan het Gouverneur Kremers Centrum van de Universiteit Maastricht), Susannah Seyman en Stuart Mills (Down Syndrome Association), Lucy Virgo (familiecontactpersoon, Mencap) en Sue Martin (logopedist, Islington Learning Disability Partnership).

Het eerste concept van het manuscript is door een aantal mensen gelezen, die zeer nuttige feedback en suggesties gaven over de inhoud, de structuur en de stijl. Dankzij hen is dit een veel beter boek geworden. Veel dank ben ik daarvoor verschuldigd aan June Allen, Jane Bernal, Pete Crane, Leopold Curfs, Jason Davidson, Valerie Emmons, Niki Giatras, Lesley Gibbs, Florica Grigoras, Sheila Hollins, Sue Marsden, Sue Martin, Pauline Stanley, Mike Stannard, Aaron Sutherland, Astrid Ubas, Lucy Virgo en Astrid Wijne.

Mijn moeder, Rosa Wijne, en mijn zussen, Ingrid en Astrid, hebben diepte en inzicht toegevoegd, terwijl ik mijn ideeën over het brengen van slecht nieuws in een goede vorm probeerde te gieten. Worstelend met de ingrijpende, levensbedreigende diagnoses van mijn moeder werd ik gedwongen uit mijn professionele rol te stappen in de veel belangrijker en veeleisender rol van familielid. Ik heb geprobeerd mijn werk daarbuiten te houden, maar onze eigen slechtnieuwservaringen zijn ongetwijfeld van invloed geweest op mijn werk en dit boek.

Tot slot nog enkele persoonlijke woorden van dank. Aan Florica, die me steunde met muziek en vriendschap terwijl ik aan dit boek werkte. En vooral veel dank aan Michael, Dominic, Clara en Susanna, die me overeind hielden met hun leven, liefde en gelach. Ze lieten me steeds weer zien dat leven echt goed nieuws is – en ik mocht de zolderkamer van ze inpikken om te kunnen schrijven.

Ten geleide bij de Nederlandse editie en enkele aanvullende woorden van dank

Het doet mij een enorm genoegen dat dit boek nu ook in het Nederlands beschikbaar is. Een Nederlandse vertaling is gerechtvaardigd. Hoewel ik al mijn gehele volwassen leven in Engeland woon, liggen mijn wortels in Nederland, en dit heeft ongetwijfeld invloed op de ontwikkeling van de richtlijnen in dit boek. Van mijn eerste verpleegkundestages in de (toen nog) zwakzinnigeninstellingen in Noord-Holland tot mijn huidige effectieve samenwerkingsverband met het Gouverneur Kremers Centrum (Universiteit Maastricht en Academisch Ziekenhuis Maastricht), waar ik betrokken ben bij de ontwikkelingen in de palliatieve zorg voor mensen met een verstandelijke beperking in Nederland – ik heb altijd veel geleerd van mijn Nederlandse collega's.

Het is altijd interessant om verschillen uit te wisselen tussen de Nederlandse en de Engelse situatie. Deze verschillen zijn van belang voor dit boek, dat geschreven is vanuit het Engelse perspectief en gebaseerd is op de zorg voor mensen met een verstandelijke beperking in Engeland. In Engeland is die zorg anders georganiseerd dan in Nederland, met beroepsgroepen die in Nederland minder bekend zijn – zoals teams van verpleegkundigen in de wijk die gespecialiseerd zijn om ambulante ondersteuning te geven aan mensen met een verstandelijke beperking, hun familie en hun (vaak laag opgeleide) begeleiders. Dergelijke teams maken gebruik van logopedisten, maatschappelijk werkenden en psychiaters die verstandelijke beperking als specialisatie hebben. Artsen Verstandelijke Gehandicapten (AVG) bestaan daarentegen in Engeland niet en in Nederland gangbare beroepsgroepen zoals orthopedagogen zijn veel minder bekend.

In deze vertaling is voor de term 'begeleider' gekozen. Hiermee wordt een brede beroepsgroep bedoeld, waarvoor in Nederland veel verschillende termen worden gebruikt zoals (assistent-)begeleider, persoonlijk begeleider, zorghulp, supportmedewerker, cliëntbegeleider, groepsleider, activiteitenbegeleider, medewerker maatschappelijke zorg, ambulant medewerker, ondersteuner, huishoudelijk medewerker enzovoort. Het betreft dus medewerkers die al dan niet opgeleid zijn. Ook vrijwilligers kunnen worden ondergebracht onder het kopje 'begeleiders'. Onder de term 'andere professionals' vallen bijvoorbeeld AVG-artsen, psychiaters, psychologen, orthopedagogen, paramedici, maar ook medische professionals die niet gespecialiseerd zijn in de zorg voor mensen met een verstandelijke beperking, zoals oncologen, neurologen en verpleegkundigen.

De tekst in dit boek is zo veel mogelijk aangepast aan de Nederlandse situatie en de Nederlandse beroepsgroepen, maar in sommige specifieke voorbeelden en citaten is de Engelse omschrijving gehandhaafd.

Ook het wettelijk kader is in Engeland anders; daar is met name de *Mental Capacity Act 2005* relevant. Hier en daar is de tekst in de Nederlandse versie veranderd om deze beter te laten aansluiten bij de Nederlandse context en de specifieke uitleg over de Mental Capacity Act is weggelaten.

Ik wil bij deze vertaling nog een aantal mensen mijn dank betuigen. Allereerst prof. dr. Leopold Curfs, die al jarenlang een drijfveer is op het gebied van onderzoek en praktijkontwikkeling voor mensen met een verstandelijke beperking. Hij ondersteunt mijn werk met passie, zowel in Engeland als in Nederland en gaf de eerste aanzet tot het vertalen van dit boek. Veel dank ook aan Johan de Koning, redacteur van *Markant*, die ervoor heeft gezorgd dat deze uitgave tot stand kwam. Speciale dank aan Astrid Wijne, die er met inzicht, ervaring en humor voor heeft gezorgd dat deze vertaling leesbaar en relevant is. Ik bedank verder alle begeleiders en andere professionals in Nederland die met zoveel inzet en kundigheid hun werk doen met mensen met een verstandelijke beperking in hun laatste levensfase. Hun werk is voor mij een inspiratie.

Irene Tuffrey-Wijne

Inhoud

IV Deel 4 Voorbeelden van de richtlijnen in de praktijk

Bijlagen

Deel 1 Achtergrond

Inleiding

Het slechte slechtnieuwsgesprek

'Tweeëntwintig jaar geleden was ik als leerling-verpleegkundige nogal een groentje. Zo had je David, die een verstandelijke beperking had en bij zijn zus woonde. Al zeven jaar lang vroeg hij zijn zus elke dag waar hun vader toch gebleven was. Zijn zus vertelde hem keer op keer dat hun vader in het ziekenhuis lag, maar in werkelijkheid was hij al zeven jaar geleden gestorven.

Als jonge leerling-verpleegkundige werd me gevraagd mee te komen en David het slechte nieuws te vertellen dat zijn vader overleden was. Ik had daar totaal nog geen ervaring mee. Ik weet nog dat ik tegen David zei dat zijn vader was gaan hemelen, waarop hij reageerde met: 'Wat? Heeft papa zemelen?!' Ik had het er heel erg slecht van afgebracht…

Toentertijd wilde ik het slechte nieuws gewoon zo snel mogelijk vertellen, om er maar van af te zijn. Ik hoopte dat de kwestie daarmee afgedaan was en deze man tevreden zou zijn. Pas veel later besefte ik dat ik niet de "juiste" persoon was om het slechte nieuws te vertellen. Tot op de dag van vandaag zou ik de klok wel terug willen draaien om het gesprek met David opnieuw aan te gaan, met een beter resultaat, zowel voor hem als voor mij.'

Verpleegkundige verstandelijk gehandicaptenzorg

'Ze wilde me beschermen'

Amanda Cresswell heeft nogal wat meegemaakt in haar leven. Bij haar geboorte liep ze een hersenbeschadiging op, met lichte verlammingsverschijnselen en een verstandelijke beperking als gevolg. Toen Amanda veertien was, stierf haar moeder aan een hersentumor. Toen ze dertig was werd bij haar non-hodgkinlymfoom geconstateerd, waarvoor ze een agressieve behandeling onderging.

Toen Amanda gevraagd werd wat ze het allermoeilijkste moment van haar leven vond, zei ze zonder aarzelen: 'Dat mijn moeder me niet verteld heeft dat ze ziek was. Dat vind ik nog steeds erg. Ze heeft me nooit verteld dat ze dood ging… Ze wilde me beschermen. Ze had toen altijd maar een slecht humeur. Ze schreeuwde de hele tijd tegen me, het was verschrikkelijk. En ik begreep toen maar niet waarom!'

'Ik zou liegen om zijn bestwil'

'Als mijn zoon terminaal ziek zou zijn dan zou ik heel erg positief tegenover hem blijven. Als hij zou vragen: "Wat gaat er met me gebeuren?", dan zou ik denk ik een leugentje vertellen. Ik zou voor zijn eigen bestwil liegen. Ik zou zeggen: "We zullen zien hoe het met je gaat en misschien voel je je over een week al een stuk beter." Ik zie niet in wat voor nut het heeft om hem te vertellen hoe het met hem afloopt.'

Vader van een man met een matige verstandelijke beperking

1.1 Waarom vertellen we het slechte nieuws niet?

Niemand vindt het prettig om slecht nieuws te vertellen. We maken ons er zorgen over hoe we dat moeten doen, hoe iemand zal reageren en hoe we met zijn reactie om moeten gaan. Het lijkt dan misschien het makkelijkst om het gewoon niet te vertellen of het iemand anders te laten doen – ook al zijn zij duidelijk niet geschikt voor die taak, zoals die arme leerling-verpleegkundige in het voorbeeld met David. Er zijn ook mensen die proberen te doen alsof het slechte nieuws helemaal niet gebeurd is. Het is een extreem voorbeeld, maar tot op de dag van vandaag worden mensen met een verstandelijke beperking beschermd tegen slecht nieuws. Daar kunnen vele redenen voor zijn:

- 'Ze zou het echt niet kunnen begrijpen.'
- 'Hij raakt ervan overstuur. Wat heeft dat voor zin?'
- 'We hebben geen idee hoe ze zal reageren, ze is nogal emotioneel.'
- 'Ik ben niet de aangewezen persoon om het hem te vertellen. Het moet iemand zijn die hem echt goed kent.'
- 'Ik ben daar niet goed genoeg in. Ik zou niet weten hoe ik het slechte nieuws zou moeten vertellen.'
- 'Haar familie wil niet dat we het aan haar vertellen. Wij kunnen niet tegen de wens van de familie ingaan.'
- 'Ik heb zelf ook niet alle informatie, dus hoe kan ik het haar dan vertellen?'
- 'Als hij hoort dat hij gaat sterven, dan gaat zijn gezondheid achteruit. Dan geeft hij het gewoon op.'

Niemand vindt het leuk om slecht nieuws te krijgen. Velen van ons vinden het best moeilijk om met grote veranderingen in ons leven om te gaan, vooral als we het gevoel hebben dat ons leven er slechter van wordt. Mensen met een verstandelijke beperking hebben vaak veel ervaring met verlies en verandering, en sommigen van hen hebben veel veerkracht en flexibiliteit. Maar er zijn ook veel mensen met een verstandelijke beperking die behoorlijk wat ondersteuning nodig hebben om met ingrijpende veranderingen om te gaan.

1.2 Slecht nieuws gaat niet weg

Als het slechte nieuws niet overgebracht wordt, betekent dat niet dat het verdwenen is. Slecht nieuws heeft vaak te maken met veranderingen die van grote invloed zijn op iemands leven, ongeacht of het wel of niet uitgelegd wordt en ongeacht of die persoon hulp krijgt om het te begrijpen en te verwerken.

'Hadden we het haar maar verteld'
Sylvia de Wit was een jonge vrouw met het syndroom van Down. Ze had een hechte band met haar broer Steven, die net als zij nog thuis woonde. Toen Steven een ongeluk kreeg en maandenlang in coma lag, wisten de familieleden niet hoe ze Sylvia moesten helpen. Het was al moeilijk genoeg voor ze om hun eigen stress te hanteren, ze zagen geen kans om ook Sylvia nog eens te helpen. Sylvia begreep maar niet

waarom haar leven zo enorm veranderd was. Ze werd boos. Later, toen Steven in een rolstoel weer thuis was, sloeg ze naar hem en gooide ze zijn rolstoel om.

Jaren later dacht Sylvia's zus er weer over na: 'Sylvia wist al dat Steven niet thuis was. Ze bleef maar naar hem vragen. We dachten toen dat we haar beschermden door haar er niet bij te betrekken, maar eigenlijk bereikten we het tegenovergestelde. Ze wist dat er wat was, maar kon het niet onder woorden brengen. We hadden het haar moeten vertellen, haar foto's laten zien van Steven in het ziekenhuis, haar meenemen op bezoek bij Steven. Haar gedrag werd moeilijk hanteerbaar en Sylvia werd als "problematisch" omschreven, terwijl in feite Stevens ongeluk en de verandering in haar levensomstandigheden de problemen waren, niet zijzelf!'

Het is wel duidelijk dat het vertellen (of het niet-vertellen) van slecht nieuws niet alleen de betrokken persoon treft, maar ook de brengers (of niet-brengers) van het slechte nieuws. Slechtnieuwssituaties die niet goed afgehandeld zijn, kunnen ons nog jarenlang blijven achtervolgen. Hadden we de zaken anders moeten aanpakken? En zo ja, hoe dan? Hoe kunnen we zelf zulke moeilijke situaties accepteren en daarnaast mensen met een verstandelijke beperking helpen om die situaties te begrijpen en ermee te leren leven?

Je zult in dit boek niet alle antwoorden vinden. Slecht nieuws is precies wat het woord zegt: slecht nieuws, en richtlijnen kunnen helaas het overbrengen van slecht nieuws niet eenvoudig maken, want gemakkelijk wordt het nooit. Het kan zeer verleidelijk zijn om het slechte nieuws als 'goed nieuws' te verpakken en het slechte en verdrietige van de situatie te verbloemen: 'Je krijgt een fantastische nieuwe begeleider! Is dat niet geweldig? Wat ben je toch een bofkont!' In plaats van: 'Het spijt me ontzettend, maar ik ga weg. Ik heb een nieuwe baan gekregen. Ik kom hier niet meer werken.' Het is natuurlijk belangrijk om ook de positieve kanten van een verandering te beschrijven, bijvoorbeeld dat iemand anders het werk overneemt, maar dat is niet het belangrijkste nieuws. Het belangrijkste nieuws is dat hij zijn favoriete begeleider nooit meer zal zien.

1.3   Over dit boek

Dit boek geeft wat houvast over hoe je iemand met een verstandelijke beperking steun kunt geven in slechtnieuwssituaties. Ik hoop dat dit helpt om je minder 'verloren' te voelen, om na te denken over wat je kunt doen en van wie jijzelf steun kunt krijgen om de situatie in een ander licht te zien. Ik hoop dat je ideeën krijgt over een betere aanpak van de situatie of dat je simpelweg gerustgesteld wordt in het feit dat jij slechtnieuwssituaties al op de best mogelijke manier benadert. Ik hoop dat niemand meer hoeft te wensen 'dat de klok kon worden teruggedraaid en het gesprek overgedaan kon worden', zoals de leerling-verpleegkundige die zijn cliënt het idee gaf dat vader 'zemelen had'.

Een kleine waarschuwing over het gevaar van het schrijven van richtlijnen. Het ontwikkelingsproces van de richtlijnen voor slechtnieuwsgesprekken bestond onder meer uit gesprekken met vele mensen, waaronder ouders. Een van de betrokken ouders legde uit:

» 'Mijn ex-man overleed ongeveer zes jaar geleden. Ik had het gevoel dat de manager van mijn dochters woonvoorziening me onder druk zette om het haar op een bepaalde manier te vertellen. Het was net alsof hij een "model" had van de manier waarop mensen slecht nieuws verteld moest worden, terwijl ik vind dat het zo iets individueels is, dat het helemaal van de persoon afhangt. Dus toen jij begon over het ontwikkelen van een model, kreeg ik een gevoel van ajakkes… [trekt een vies gezicht].' «

Het probleem met richtlijnen is dat ze alleen maar op een lineaire manier geschreven kunnen worden, net als een recept: 'Doe eerst dit, denk daaraan, dan dit, en dan dat.' En zo zit het leven natuurlijk niet in elkaar: het leven is veranderlijk, onvoorspelbaar en individueel. Je denkt misschien dat je voor een bepaald type situatie staat, totdat je erachter komt dat de ander een heel andere agenda heeft of de situatie totaal anders ervaart. Je hebt bijvoorbeeld heel zorgvuldig nagedacht over hoe je iemand gaat uitleggen dat de dagbesteding permanent gesloten wordt, je hebt gepland wat je gaat zeggen, hoe je het gaat zeggen en wie je erbij gaat betrekken – maar als puntje bij paaltje komt is de ander helemaal niet geïnteresseerd in je informatie omdat ze totaal in beslag genomen wordt door wat ze vanavond zal eten, en misschien merk je dat er nooit een moment is dat ze lijkt te snappen wat je probeert uit te leggen.

Het is dus niet de bedoeling dat dit boek *dicteert* hoe slecht nieuws overgebracht moet worden, maar dat het gebruikt wordt als *leidraad en ondersteuning* van het proces iemand met een verstandelijke beperking slecht nieuws te helpen begrijpen. Je persoonlijke oordeel heeft altijd voorrang.

1.3.1 Terminologie

Sekseneutraal taalgebruik is altijd een probleem. Ik heb ervoor gekozen willekeurig 'hij' of 'zij' te gebruiken in plaats van het omslachtige 'hij en/of zij'.

Terminologie verandert voortdurend. In het niet zo verre verleden werden de termen 'zwakzinnig' en 'geestelijk gehandicapt' gebruikt, maar die termen worden nu als kleinerend beschouwd. Ik gebruik de term 'verstandelijke beperking' omdat deze alom geaccepteerd lijkt te zijn en de Engelse term – *intellectual disabilities* – steeds vaker in internationale publicaties wordt gebruikt.

Voor wie is dit boek bestemd? Dit boek is toepasbaar in een breed spectrum aan situaties waarin er sprake is van slecht nieuws, zoals:

- 'Papa gaat dood.'
- 'De hond is dood.'
- 'Je hebt kanker.'
- 'Je begeleider gaat weg.'
- 'De vakantie gaat niet door.'
- 'We gaan verhuizen.'
- 'De dagbesteding gaat voor altijd dicht.'
- 'Je moet naar het ziekenhuis.'
- 'Mama en papa gaan scheiden.'

Het boek kan nuttig zijn voor iedereen die te maken kan krijgen met slechtnieuwssituaties waarbij iemand met een verstandelijke beperking bij betrokken is, dus:

- familie/naasten;
- professionele ondersteuners (verpleegkundigen, begeleiders, cliëntbegeleiders);
- vrijwilligers;
- vrienden;
- instellingsmanagers;
- artsen, maatschappelijk werkers, orthopedagogen, geestelijk verzorgers en dergelijke, in allerlei instellingen zoals:
  - dienstverlening aan mensen met een verstandelijke beperking;
  - eerste- en tweedelijnsgezondheidszorg;
  - verpleeghuizen;
  - hospices.

Sommige lezers zijn mogelijk meer bekend met bepaalde concepten dan andere. Artsen, verpleegkundigen en maatschappelijk werkers zijn waarschijnlijk vertrouwd met bestaande modellen voor slechtnieuwsgesprekken en hebben wellicht cursussen in communicatievaardigheden gevolgd. Familieleden en personeel in de dienstverlening aan mensen met een verstandelijke beperking weten vaak goed hoe mensen met een verstandelijke beperking informatie opnemen en verwerken. Bij het schrijven van dit boek heb ik geprobeerd niet uit te gaan van de achtergrondinformatie van de lezer, zodat het toegankelijk is voor een zo breed mogelijk publiek.

1.3.2 Het wetenschappelijke onderzoek waarop dit boek gefundeerd is

De hier beschreven richtlijnen zijn het resultaat van een tweejarig onderzoek met als exclusief onderwerp het overbrengen van slecht nieuws aan mensen met een verstandelijke beperking. Het onderzoek bestond uit focusgroepgesprekken en individuele gesprekken met meer dan honderd mensen in geheel Groot-Brittannië, waaronder mensen met een verstandelijke beperking, hun familie, professionals in het vakgebied verstandelijke beperking en medisch personeel (voornamelijk artsen en verpleegkundigen). Deze informatie werd gecombineerd met wat we hebben geleerd uit eerdere onderzoeken, de literatuur en mijn eigen professionele en persoonlijke ervaring. Meer dedetailleerde informatie over de wijze waarop het onderzoek is uitgevoerd is te vinden in de wetenschappelijke literatuur (zie Aanbevolen literatuur achterin het boek).

De richtlijnen voor het overbrengen van slecht nieuws zijn eveneens te vinden op de website ▶ www.breakingbadnews.org.

1.3.3 De voorbeelden in dit boek

De meeste voorbeelden in dit boek zijn afkomstig uit het genoemde onderzoek. Vele citaten zijn letterlijk overgenomen van op band opgenomen gesprekken en focusgroepen.

Sommige voorbeelden komen van andere mensen die ik in de loop van mijn werk ontmoet heb, bijvoorbeeld in workshops en trainingsessies. Ik heb ook voorbeelden uit mijn eigen professionele ervaring gebruikt. In de meeste gevallen heb ik de details vrijelijk veranderd om de identiteit van de mensen te beschermen. Alle namen zijn veranderd, met uitzondering van die van Amanda Cresswell (aan het begin van dit hoofdstuk), die over haar ervaringen heeft gepubliceerd en in het openbaar gesproken heeft, en niet anoniem wenst te blijven. Een aantal voorbeelden, waaronder alle voorbeelden in deel 4, is fictief, maar wel gebaseerd op wat mensen echt hebben meegemaakt.

1.3.4 De structuur van dit boek

- Deel 1 geeft enige achtergrondinformatie over verstandelijke beperkingen, het overbrengen van slecht nieuws, intellectueel vermogen, bestaande richtlijnen voor slechtnieuwsgesprekken en de behoefte aan nieuwe richtlijnen voor mensen met een verstandelijke beperking.
- Deel 2 beschrijft de nieuwe richtlijnen en de onderliggende principes.
- Deel 3 biedt meer gedetailleerde uitleg over de verschillende aspecten van de richtlijnen en suggesties voor de praktijk.
- Deel 4 bevat drie uitgebreide voorbeelden van de manier waarop de richtlijnen in reële situaties gebruikt kunnen worden. Er wordt speciaal aandacht besteed aan hoe je de wijze waarop je mensen helpt bij het begrijpen van slecht nieuws kunt afstemmen op hun persoonlijke omstandigheden, vermogens en behoeften.
- De bijlagen geven een kort overzicht van de richtlijnen en enkele leidende vragen.
- De 'Nadenkertjes' aan het eind van de meeste hoofdstukken zijn bedoeld om de lezer grondiger vertrouwd te maken met de inhoud van het hoofdstuk en te helpen die inhoud in de context van de eigen ervaringen te plaatsen.

▶ Nadenkertjes
- Heb je wel eens slecht nieuws moeten overbrengen aan iemand met een verstandelijke beperking? Hoe goed denk je dat je het ervan hebt afgebracht?
- Wat vond je er het moeilijkst aan?
- Heb je wel eens een situatie meegemaakt waarin het slechte nieuws niet, of niet helemaal, werd verteld aan iemand met een verstandelijke beperking? Zo ja:
  - Weet je waarom het niet werd verteld?
  - Wie besloot om niet de (gehele) waarheid te vertellen?
  - Is dat besluit expliciet genomen? Zijn de redenen ervoor besproken?

Verstandelijke beperkingen

2.1   Definitie

De meeste definities van verstandelijke beperking beklemtonen drie belangrijke, samenhangende aspecten:

- de aanwezigheid van een duidelijke beperking in het verstandelijk functioneren;
- opvallende tekortkomingen in vaardigheden die van belang zijn voor het dagelijks leven;
- de tekortkomingen zijn al vroegtijdig aanwezig, met een blijvende invloed op de ontwikkeling.

Wil je kunnen zeggen dat iemand een verstandelijke beperking heeft, dan moet er sprake zijn van al deze drie aspecten. Mensen met het syndroom van Asperger hebben geen verstandelijke beperking omdat hun intelligentie gemiddeld of bovengemiddeld is. Mensen met dementie of mensen die op volwassen leeftijd hersenschade hebben opgelopen, zijn niet verstandelijk beperkt omdat hun cognitieve beperkingen niet al sinds hun jeugd aanwezig zijn.

De richtlijnen voor slechtnieuwsgesprekken in dit boek zijn specifiek ontworpen voor mensen met een verstandelijke beperking, al zullen veel van de onderliggende principes ook relevant zijn voor andere groepen – inclusief de algemene bevolking.

2.1.1 Denken

Intelligentie of cognitie is het vermogen om de ervaringswereld betekenisvol te ordenen en omvat:

- redeneren;
- plannen;
- problemen oplossen;
- abstract denken;
- logisch denken;
- complexe ideeën doorgronden;
- snel leren;
- leren uit ervaring.

Voor mensen met een intelligentiestoornis is het veel moeilijker om nieuwe of complexe informatie te begrijpen of nieuwe vaardigheden aan te leren. Het is duidelijk dat dit aspect invloed heeft op het verwerken van slecht nieuws: slecht nieuws kan immers uit abstracte concepten bestaan en uitermate complex van aard zijn.

2.1.2 Vaardigheden

Mensen met een verstandelijke beperking zijn aanzienlijk beperkt in hun conceptuele, sociale en praktische vaardigheden. In de praktijk kan dit het volgende betekenen:

- conceptuele vaardigheden: taal, kunnen lezen en schrijven, en het begrijpen van de concepten geld, tijd en getallen;
- sociale vaardigheden: interpersoonlijke vaardigheden, het begrijpen van sociale regels, sociale verantwoordelijkheid, zelfrespect, lichtgelovigheid, naïviteit (ontbreken van oordeelsvermogen), naleven van regels en wetten, actief voorkomen slachtoffer te worden en het oplossen van sociale problemen;
- praktische vaardigheden: activiteiten van het dagelijks leven, beroepsmatige vaardigheden, omgaan met geld, veiligheid, gezondheidszorg, zichzelf kunnen redden met reizen en vervoer, het hanteren van schema's en de dagelijkse gang van zaken, en het gebruik van telefoon en computer.

2.1.3 Vroegtijdig en levenslang aanwezig

Om binnen de definitie van 'verstandelijke beperkingen' te vallen, moeten de genoemde problemen begonnen zijn vóór het achttiende levensjaar en levenslang aanhouden.

2.2 Enkele belangrijke overwegingen

- Het IQ van mensen met een verstandelijke beperking is over het algemeen 30 punten lager dan de gemiddelde norm van 100. De omschrijving 'mensen met een verstandelijke beperking' wordt daarom gebruikt voor de categorie mensen met een IQ lager dan 70. Deze IQ-score alleen is echter niet voldoende. Er zijn ook beperkingen in adaptieve vaardigheden op uiteenlopende gebieden die van belang zijn voor het dagelijks functioneren. Een verstandelijke beperking kan het beste gezien worden binnen de context van de sociale omgeving en cultuur, waarbij moet worden overwogen wat kenmerkend is voor de leeftijdgenoten van de persoon in kwestie.
- Iemand met een verstandelijke beperking kan in de loop van de tijd zijn vermogen om zich te redden en te functioneren verbeteren, afhankelijk van de ondersteuning die hij krijgt.
- Het is heel belangrijk dat er niet alleen gekeken wordt naar de zwakke punten van iemand, maar evenzeer naar zijn sterke punten. Die sterke punten kunnen enorm groot zijn, en zijn soms een direct gevolg van de verstandelijke beperking. In mijn eerdere werk viel het mij bijvoorbeeld op hoeveel veerkracht mensen met een verstandelijke beperking hadden toen ze met kanker leefden en stervende waren; dit zou het resultaat kunnen zijn van een leven vol tegenslag of van een inherent vermogen om in het hier-en-nu te staan.

2.3 Ernst van verstandelijke beperking

De mate waarin iemand beperkt is kan enorm verschillen, maar de meeste mensen met een verstandelijke beperking hebben in hun dagelijks leven wel enige vorm van ondersteuning nodig, uiteenlopend van minimaal (redt zich prima tot er iets ongewoons gebeurt) tot 24 uur per dag. Ook zijn er grote verschillen in communicatieve vaardigheden. Aan het ene uiteinde van het spectrum staan mensen met uitstekende receptieve en expressieve verbale vaardigheden, die goed abstracte concepten kunnen begrijpen (inclusief tijd en toekomst), terwijl aan het andere uiteinde mensen staan die helemaal geen woorden kunnen gebruiken of begrijpen, en weinig besef hebben van zaken die buiten hun onmiddellijke beleving liggen.

Op basis van de ernst van de verstandelijke beperking kan een indeling worden gemaakt naar licht (IQ: 50-69), matig (IQ: 35-49), ernstig (IQ: 20-34) en diep (IQ: beneden 20) verstandelijk beperkt. Bij een IQ tussen 70 en 85 spreekt men van zwakbegaafdheid (*borderline intellectual functioning*).

Het kan lastig zijn om iemand in een categorie onder te brengen, omdat je vaak niet weet wat iemands IQ precies is. Daarom is het misschien handig om een paar verschillen te beschrijven tussen mensen met een lichte tot matige verstandelijke beperking en mensen met een ernstige tot zeer ernstige verstandelijke beperking. Er zijn verschillen in communicatie en ondersteuningsbehoeften die van invloed zijn op hoe je slecht nieuws het beste kunt overbrengen.

- Mensen met een lichte verstandelijke beperking; in de jeugd waarschijnlijk leerproblemen op school en mogelijk een vertraagde ontwikkeling; de meesten kunnen een zekere mate van zelfstandigheid leren ontwikkelen en kunnen met ondersteuning in de maatschappij leven en werken; velen zijn in staat goede sociale relaties te onderhouden; de meesten verwerven adequate communicatieve vaardigheden.
- Mensen met een ernstige verstandelijke beperking; hebben waarschijnlijk behoefte aan continue steun en zijn mogelijk ernstig beperkt in zelfzorg, continentie en mobiliteit; de communicatieve vaardigheden zijn ernstig beperkt.

Hoewel de principes voor het overbrengen van slecht nieuws voor iedereen hetzelfde zijn, is het duidelijk dat de methoden die we gebruiken om iemand slecht nieuws te helpen begrijpen, aangepast moeten worden aan het intellectuele vermogen, de sociale vaardigheden, het communicatievermogen en de behoefte aan ondersteuning van het individu, en die verschillen sterk per persoon.

2.3.1 Autisme

Sommige mensen met een verstandelijke beperking hebben ook autismespectrumstoornissen. Zij hebben vaak moeite met het onderkennen van gevoelens en emoties van anderen, en het uiten van die van henzelf. Ze vinden het vooral moeilijk te voorzien wat er gaat gebeuren, zich voor te bereiden op veranderingen en plannen voor de toekomst te maken, en om te gaan met nieuwe of onbekende situaties. Mensen met autismespectrumstoornissen hebben meestal graag een strikte dagelijkse routine, zodat ze de wereld om hen heen beter kunnen begrijpen. Elke verandering in die routine kan buitengewoon moeilijk zijn, waarbij veel voorbereiding en ondersteuning nodig kan zijn.

In enkele voorbeelden in dit boek heb ik benadrukt dat de beschreven mensen een autismespectrumstoornis hebben, omdat de specifieke kenmerken van autisme betekenen dat zij bijzondere problemen ondervinden als ze met slecht nieuws en verandering geconfronteerd worden.

2.4 Hoeveel mensen met een verstandelijke beperking zijn er?

Hoeveel mensen een verstandelijke beperking hebben of zwakbegaafd zijn weet niemand precies. Wel zijn er schattingen die fors uiteen kunnen lopen. Vaak worden aantallen van één à drie procent van de wereldbevolking genoemd. Het aantal mensen met een verstandelijke beperking is aan het toenemen, deels als gevolg van betere overlevingskansen in de jeugd en minder sterfte onder oudere volwassenen met een verstandelijke beperking.

Er zijn ook geen betrouwbare cijfers over de aantallen mensen met een verstandelijke beperking die in gezondheidszorginstellingen zijn opgenomen. Het gaat waarschijnlijk echter wel om een vrij grote minderheid: als twee procent van de patiënten een verstandelijke beperking heeft, komt dat neer op één per vijftig patiënten. Een veel groter aantal patiënten heeft waarschijnlijk iemand met een verstandelijke beperking in zijn nabije omgeving: een zoon of dochter, een broer of zus, een ouder, oom of tante. Het overbrengen van slecht nieuws over ernstige ziekte aan mensen met een verstandelijke beperking (die van henzelf of van een familielid) is dus geen zeldzaam voorkomend fenomeen. Professionals die nog nooit zo'n situatie hebben meegemaakt zijn misschien nieuw in hun baan of hebben zich niet gerealiseerd dat de patiënt/cliënt/het familielid een verstandelijke beperking heeft, of ze werken in een instelling die slecht toegankelijk is voor mensen met een verstandelijke beperking!

> **Nadenkertjes**
> Als je door je werk met de algemene bevolking te maken hebt:
> - Hoe vaak heb je te maken met een patiënt/cliënt/familielid met een verstandelijke beperking?
> - Hoe gemakkelijk of moeilijk vind je het om vast te stellen of iemand een verstandelijke beperking heeft?
> - Ben je bekend met plaatselijke zorginstellingen voor mensen met een verstandelijke beperking? Zo nee, hoe kun je daar meer over te weten komen?
>
> Als je door je werk te maken hebt met mensen met een verstandelijke beperking of als je een familielid of begeleider bent:
> - Hoe goed herkennen, begrijpen en ondersteunen professionals in de algemene gezondheidszorg de behoeften van jouw patiënt/cliënt/familielid?

Wat is slecht nieuws?

'Je bent beter. Je hoeft niet verder behandeld te worden'
Valerie Goldsmith is een vrouw met een matige verstandelijke beperking bij wie borst-kanker werd geconstateerd. De kanker werd in een vroeg stadium ontdekt en met succes behandeld. Valerie doorstond al haar onderzoeken, kreeg een borstamputatie en hield zich prima aan alle controleafspraken – een en ander tot verbazing van haar begeleiders, die haar als 'nu en dan tamelijk lastig' beschreven. Haar oncoloog en zijn team overwogen of ze Valerie aanvullende behandelingen zouden geven, zoals bestra-ling, maar concludeerden dat dit niet nodig was. Dit (Engelse) ziekenhuis beschikte over een verpleegkundige die gespecialiseerd was in mensen met een verstandelijke beperking, en samen met haar brachten ze Valerie het goede nieuws dat haar kanker hoogstwaarschijnlijk genezen was en dat ze niet verder behandeld hoefde te worden.

Ze schrokken allemaal behoorlijk toen Valerie begon te schreeuwen en om zich heen te slaan, al op de oncologieafdeling, maar ook nog op weg naar huis. Het werd al snel duidelijk dat ze de informatie als 'slecht nieuws' had opgevat. Ze dacht dat stop-pen met de behandeling betekende dat ze niet meer zoveel individuele aandacht zou krijgen of dat ze niet meer zo vaak naar het ziekenhuis zou gaan. Ze zei tegen haar verpleegkundige dat ze die ziekenhuisbezoekjes erg leuk vond, 'ook al had ik kanker'.

3.1   Is het nieuws en is het slecht?

Wanneer we het over 'slechtnieuwsgesprekken' hebben, gaan we van twee dingen uit:
1. Het is nieuws. (Maar wist ze het misschien al?)
2. Het is slecht. (Maar ervaart ze het wel als slecht?)

Het tegenovergestelde kan uiteraard ook het geval zijn. We kunnen het ergens over hebben en denken dat iemand iets al weet, om er pas later achter te komen dat hij het niet weet (of niet helemaal begrepen heeft) en er enorm van geschrokken is. We kunnen het idee hebben dat onze informatie tamelijk onschuldig of van weinig betekenis is, of misschien zelfs goed nieuws is (zoals in het voorbeeld van Valerie), maar het wordt als echt slecht nieuws ervaren.

Slecht nieuws is 'elk nieuws dat het toekomstbeeld van een patiënt drastisch en in negatieve zin verandert' (Buckman, 1984, p. 1597). Met andere woorden, het kan van alles zijn waardoor je toekomst er minder rooskleurig uitziet dan je had gedacht. Dat roept onmiddellijk vragen op over wat voor toekomstbeeld iemand heeft en wat zijn vermogen tot abstract denken is.

3.1.1   Wat ziet iemand als 'de toekomst'?

Veel mensen met een verstandelijke beperking, en in het bijzonder een autismespectrum-stoornis, hebben een slecht tijdsbesef. Hierdoor is het voor hen heel moeilijk om voorbije en toekomstige gebeurtenissen in de tijd te plaatsen. Het concept 'gisteren' of 'morgen' heeft mogelijk weinig betekenis. Als iemand niet verder kan denken dan vanmiddag, dan kan het nieuws dat zijn moeder volgende week naar het ziekenhuis moet, op twee manieren worden opgevat: 1. het houdt geen verband met zijn onmiddellijke beleving en wordt daardoor niet als 'slecht nieuws' ervaren, of 2. het wordt de hele week lang als 'slecht nieuws' ervaren omdat hij niet begrijpt dat er nog een tijdsinterval zit tussen 'nu' en 'moeder gaat naar het ziekenhuis'.

3.1.2 Welk abstractievermogen bezit iemand?

Als iemand zich niet gemakkelijk een beeld van dingen vormt, maar het leven voornamelijk ervaart aan de hand van wat te zien, te horen en te voelen is, dan wordt het nieuws dat een vriend aan het dementeren is en geleidelijk zijn vaardigheden kwijtraakt mogelijk niet ervaren als slecht nieuws.

3.2 'Slecht' is subjectief

Slecht nieuws is dat je geen toetje krijgt
- 'Mijn dochter raakt nooit gefrustreerd of van slag als ze iemand wekenlang niet ziet. Wat is dan nog slecht nieuws voor haar? Ik weet niet zeker of ze dat concept wel begrijpt.'
- 'Slecht nieuws is als je tegen mijn zoon zou zeggen dat hij maandagavond niet naar de disco kan. Dat is *echt* slecht nieuws!'
- 'Weet je wat voor mijn dochter slecht nieuws is? Als er geen toetje voor haar is of als we geen chocolademousse meer hebben!'
  Ouders van volwassen mensen met een ernstige verstandelijke beperking

Sommige voorbeelden die ik heb gebruikt om de richtlijnen voor slechtnieuwsgesprekken toe te lichten en te illustreren lijken misschien onbeduidend. Verhalen over verhuizen of niet naar de disco kunnen klinken misschien niet zo belangrijk als een relaas over dood en verlies. Toch kan een breuk in de alledaagse routine voor iemand echt verontrustend zijn. Voor sommige mensen kan het veel erger zijn dat de disco vanavond niet doorgaat dan te horen krijgen dat vader een beroerte heeft gehad.

Geen zorgen over kanker
Ben Edwards had een ernstig verstandelijke beperking en woonde in een woonvoorziening. Hij had vergevorderde prostaatkanker met een slechte prognose. Ben was er altijd bij in de spreekkamer wanneer de arts de kanker besprak. Zijn begeleider zei: 'Het gaat hem eigenlijk boven z'n pet, hij begrijpt het niet echt. Ik probeer het hem naderhand uit te leggen maar ik houd het zo simpel mogelijk. Ik denk dat dat voldoende is.'
Ben leek zich geen zorgen te maken over zijn kanker en zijn verslechterende gezondheid, maar hij was wel ongerust als afspraken in het ziekenhuis uitliepen. De

manager van de woonvoorziening verklaarde dit als volgt: 'Hij is anders dan de andere mensen in de wachtkamer. Die mensen maken zich zorgen over wat de arts gaat zeggen en over wat er met ze gaat gebeuren. Ben maakt zich alleen maar zorgen dat het zo lang duurt omdat hij dan niet op tijd terug is voor zijn films op tv en voor zijn lunch.'
  Gebaseerd op Living with Learning Disabilities, Dying with Cancer *(Tuffrey-Wijne, 2010, p. 85).*

❯ Nadenkertjes

Denk eens terug aan een situatie waarin A slecht nieuws aan B moest vertellen.
- Was het 'nieuws' voor B? Kwam het als een donderslag bij heldere hemel of vermoedde hij het al?
- Kun je voorbeelden bedenken van situaties waarin A slecht nieuws aan B vertelde, maar waarin B het nieuws niet echt als 'slecht' leek te ervaren?
- Kun je voorbeelden bedenken van situaties waarin A dacht dat het om betrekkelijk onschuldig nieuws ging, maar waarin B het feitelijk als slecht nieuws ervoer?

Slechtnieuwsgesprekken – bestaande kennis, vaardigheden en richtlijnen

4.1   Moet slecht nieuws per se verteld worden?

Moeten artsen hun patiënten vertellen dat ze kanker hebben? In dit opzicht bestaan er culturele verschillen: er zijn landen waar artsen hun patiënten niet standaard op de hoogte brengen van een slechte prognose. In veel delen van de westerse wereld lijkt die vraag zo langzamerhand echter achterhaald te zijn. Vandaag de dag willen verreweg de meeste kankerpatiënten en hun verwanten dat artsen hen open en eerlijk op de hoogte brengen. Professionele zorgverleners zijn het daarmee eens: over het algemeen vinden ze dat het geven van realistische en waarheidsgetrouwe informatie de voorkeur heeft boven het achterhouden van informatie. De meeste artsen en verpleegkundigen hebben liever dat hun patiënt weet dat hij komt te overlijden. Wat dat betreft heeft er een enorme verschuiving in opvattingen plaatsgevonden; in 1961 bleek nog uit een onderzoek dat de overgrote meerderheid van artsen hun kankerpatiënten niet van de diagnose op de hoogte brachten (Oken, 1961).

Er bestaan drie basisopvattingen over het wel of niet vertellen van slecht nieuws: 'nee, nooit' (niets vertellen), 'ja, altijd' (alle informatie direct aan de patiënt vertellen), en 'ja, maar afhankelijk van de persoon' (hoeveel informatie wordt individueel aangepast). Elk van deze drie opvattingen is gebaseerd op een aantal aannames (Girgis & Sanson-Fisher, 1995).

- **'Nee, nooit':**
- De arts weet wat het beste voor de patiënt is, zonder de patiënt daarbij te raadplegen.
- Patiënten willen geen slecht nieuws horen.
- Patiënten moeten tegen slecht nieuws beschermd worden.

- **'Ja, altijd':**
- De patiënt heeft recht op volledige informatie.
- Alle patiënten willen precies weten wat er met hen aan de hand is.
- Het is terecht dat patiënten hun eigen beslissingen nemen omdat ze zelf met de gevolgen moeten leven.

- **'Ja, maar afhankelijk van de persoon':**
- Mensen verschillen in de hoeveelheid informatie die ze kunnen behappen.
- Mensen verschillen in de wijze waarop ze opgewassen zijn tegen slecht nieuws.
- Een goede verstandhouding tussen de arts en de patiënt is in het belang van de patiënt.
- Van welke aannames gaan we uit?

Heb je ooit moeten besluiten of je slecht nieuws wel of niet aan iemand met een verstandelijke beperking zou vertellen? Zo ja, dan is het de moeite waard na te gaan wat van invloed is geweest op je besluit over wat je wel en niet zou vertellen. Onderliggende gedachten zouden bijvoorbeeld kunnen zijn:

- Haar verwanten weten wat het beste voor haar is. Zij vertellen me wel of ik helemaal eerlijk moet zijn.
- Ze heeft er recht op om het te weten, ook al heeft ze een verstandelijke beperking. We moeten haar de volledige waarheid vertellen, ook al is haar familie het er niet mee eens.

Beslissingen over wat het beste voor iemand is, zijn niet altijd gebaseerd op een individuele beoordeling van iemands persoonlijke behoeften, voorkeuren en manieren van omgaan met slecht nieuws. Ze zijn vaak gebaseerd op onze eigen *aanname* van wat het beste voor iemand is.

4.1.1   Op de persoon afgestemde mededeling

Tegenwoordig is het onder professionals gangbaar dat een slechtnieuwsgesprek op de persoon wordt afgestemd. De meeste patiënten willen weten wat hun diagnose, prognose en behandelopties zijn, maar er zijn ook mensen die niet alles willen weten. Als we mensen meer vertellen dan ze willen horen, ontnemen we ze de mogelijkheid om 'ontkenning' als belangrijk psychisch coping- of verdedigingsmechanisme te gebruiken. De vraag is daarom niet zozeer: 'Moeten we het slechte nieuws vertellen', maar: 'Hoe moeten we het slechte nieuws vertellen, en hoeveel tegelijk?'

Er is enorme vooruitgang geboekt op het gebied van kennis, vaardigheden en communicatietraining voor professionele hulpverleners. De trainingen zijn veelal gebaseerd op scenario's waarin professionele hulpverleners, met name artsen, slecht nieuws moeten geven over een levensbeperkende aandoening of een slechte prognose.

4.2   Bestaande richtlijnen voor slechtnieuwsgesprekken

In de afgelopen tientallen jaren hebben onderzoekers en clinici een reeks richtlijnen voor slechtnieuwsgesprekken ontwikkeld. Deze richtlijnen worden ook wel 'modellen' genoemd, maar ik gebruik liever het woord richtlijnen; toen ik het met mensen met een verstandelijke beperking had over een 'model voor slechtnieuwsgesprekken' dachten ze dat het iets met mode te maken had!

Misschien de bekendste richtlijnen zijn ontwikkeld door Buckman, die ze een 'zesstappenprotocol voor slechtnieuwsgesprekken' noemde en dit protocol beschreef in zijn belangrijke boek *How to Break Bad News: A Guide for Health Care Professionals* (Buckman, 1992). Er bestaan talloze andere richtlijnen, maar de meeste volgen dezelfde lineaire, stapsgewijze benadering. De bestaande richtlijnen bevelen aan om de patiënt eerst voor te bereiden op de informatie, dan de informatie te geven, en ten slotte nazorg te verlenen.

- **Voorbereiden:**
  - Zorg voor een goede ambiance, nodig andere belangrijke personen (bijvoorbeeld verwanten) uit en betrek ze erbij, ga zitten, wees kalm en aandachtig, laat merken dat je luistert, zet de telefoon uit.
  - Zoek uit hoeveel de patiënt al weet.
  - Zoek uit hoeveel de patiënt wil weten.

- **Mededelen:**
 — 'Waarschuw' de patiënt door hem te laten weten dat er slecht nieuws volgt.
 — Ga nog eens duidelijk na hoeveel de patiënt begrijpt.
 — Geef de informatie stap voor stap, met kleine stukjes tegelijk.

- **Nazorg:**
 — Reageer op emoties.
 — Beantwoord vragen.
 — Maak een plan voor vervolgafspraken en ondersteuning.

Slechte communicatie kan een negatief effect hebben op patiënten en hun familie. Zo'n tien procent van de schriftelijke klachten die in Groot-Brittannië door overheidsziekenhuizen worden ontvangen, gaat over slechte communicatie en informatieverstrekking (The NHS Information Centre, 2011). Met gevoel kunnen communiceren en op goede wijze slecht nieuws kunnen overbrengen zijn sleutelvaardigheden voor clinici. De richtlijnen voor het overbrengen van slecht nieuws hebben een grote en positieve invloed op patiënten en hun familie gehad.

4.3   Hoe pas je de bestaande richtlijnen toe op mensen met een verstandelijke beperking?

Wanneer een slechtnieuwssituatie iemand met een verstandelijke beperking betreft, dan is het duidelijk dat je aan extra zaken moet denken. Enkele auteurs hebben geprobeerd de stapsgewijze richtlijnen aan te passen aan wat mensen met een verstandelijke beperking nodig hebben. Bijvoorbeeld:

 — Neem extra tijd.
 — Betrek de familie erbij.
 — Betrek de begeleiders erbij.
 — Gebruik eenvoudige taal en afbeeldingen.
 — Beperk de hoeveelheid informatie.
 — Ga ervan uit dat er niet-gebruikelijke reacties zullen zijn, zoals gedragsveranderingen, en geef daar ruimte voor.

In de volgende hoofdstukken zullen we echter zien dat het niet altijd voldoende is om de stapsgewijze protocollen voor slechtnieuwsgesprekken aan te passen. Ik denk dat we *nieuwe* richtlijnen nodig hebben.

❯ Nadenkertjes
Lees de 'Voorbereiden/Mededelen/Nazorg'-richtlijnen nogmaals door. Vertaal ze eens naar een of meer mensen met een verstandelijke beperking die jij kent.
 ▬ **Voorzie je probleemgebieden?**
 ▬ **Zitten er stappen bij die echt moeilijk uitvoerbaar zijn?**

Waarom zijn er nieuwe richtlijnen voor slechtnieuwsgesprekken nodig?

5.1   Het verhaal van Peter

In 2008 heb ik een drie jaar durend onderzoek afgerond naar de ervaringen van dertien mensen met een verstandelijke beperking én kanker. Tien van hen hadden een slechte prognose. Vrijwel iedereen die aan het onderzoek deelnam – families, begeleiders, artsen, verpleegkundigen – worstelde met de vraag wanneer en hoe je iemand met een verstandelijke beperking vertelt dat hij kanker heeft en (als dat het geval was) dat hij eraan zou sterven. Ze kregen daarbij weinig hulp en begeleiding. Bij het overbrengen van slecht nieuws aan Peter Carpenter (zie de casus hierna) probeerde een goed opgeleide en ervaren arts voor palliatieve zorg de bestaande richtlijnen op te volgen. In dit geval leken die richtlijnen eerder een hinderpaal dan een hulp te zijn.

Aan Peter vertellen dat hij kanker heeft en binnenkort dood zal gaan

Peter Carpenter was 66 jaar oud en had een ernstige verstandelijke beperking. Hij woonde in een woonvoorziening met een begeleidend team. Zijn verbale vermogen beperkte zich tot korte zinnen. Zijn intellectuele en verbale beperkingen waren niet altijd voor de buitenwereld zichtbaar omdat hij heel sociaal was en goed mensen kon nadoen. Een winkelier die een paar minuten met Peter over het weer stond te praten, had totaal niet door dat Peter een verstandelijke beperking had omdat hij zo goed de juiste gebaren en uitdrukkingen kon kopiëren.

Toen zijn begeleiders te horen kregen dat Peter longkanker had en nog maar een paar maanden te leven had, vonden ze het belangrijk dat dit hem verteld zou worden. Peter was zich niet bewust van de diagnose, maar andere mensen op zijn dagbesteding begonnen over kanker te speculeren. 'Ik heb geen kanker, ik ga niet dood zoals Peter, het is zijn eigen schuld omdat-ie zo veel rookt', zei een vrouw, zelfs al voordat de kanker bij Peter geconstateerd was. De begeleiders wilden er open over zijn. Ze dachten dat hij in staat zou zijn om te begrijpen wat kanker is, vooral omdat zijn vader aan kanker gestorven was toen Peter nog thuis woonde. Ze voelden zich zelf echter niet in staat om het slechte nieuws te vertellen. Ze vonden dat dat de taak van een arts was, maar ze waren wel bereid om hem na het slechtnieuwsgesprek te ondersteunen.

De begeleiders legden de arts palliatieve zorg van het ziekenhuis uit dat ze graag wilden dat hij Peter in eenvoudige bewoordingen vertelde dat hij kanker had. Zelf hadden ze Peter al verteld dat hij ernstig ziek was en niet beter kon worden. De arts, Peter en zijn begeleiders gingen bij elkaar zitten, waarna de arts zei: 'Uit je onderzoeken is een ernstig probleem naar voren gekomen.' Als reactie daarop liet Peter de arts zijn tijdschrift zien, een tijdschrift dat hij meestal bij zich had en graag aan iedereen toonde. De arts besloot Peter verder niets te vertellen. Dit lichtte hij later toe: 'Het was niet echt mogelijk om meer te vertellen, omdat Peter erg afgeleid werd door een tijdschrift… Het leek me niet juist om door te gaan, want hij wilde verder geen slecht nieuws horen.' De begeleiders waren het daar echter niet mee eens: 'Peter zit *altijd* in dat blad te kijken! Het moet hem gewoon rechttoe rechtaan en duidelijk verteld worden.'

Uiteindelijk vond het personeel een huisarts die wel bereid was om Peter te vertellen dat hij kanker had. Peter leek niet te begrijpen wat er gezegd werd, maar zijn begeleiders hadden nu het gevoel dat ze hem konden uitleggen waarom hij zo kortademig en moe was, verwijzend naar 'wat de dokter gezegd heeft, dat je kanker hebt'. De betrokken verpleegkundige palliatieve zorg bekrachtigde de informatie. Peter leek elke keer iets meer te begrijpen en leek niet te lijden onder wat hem verteld was.

De arts palliatieve zorg deed veel dingen goed. Hij begon niet lomp met informatie waarvoor Peter misschien niet klaar was of die misschien liever niet wilde weten. Het probleem was echter dat de arts niet zelf kon beoordelen hoeveel Peter kon of wilde begrijpen. Peter zelf kon dat niet vertellen; hij zou, wisten zijn begeleiders, altijd teruggrijpen op zijn tijdschrift, een veilig onderwerp.

Toen de arts het slechte nieuws in kleine stukjes probeerde op te splitsen, begon hij met een 'waarschuwingsschot' om te testen hoe Peter met het slechte nieuws om zou gaan: 'Uit je onderzoeken is een ernstig probleem naar voren gekomen.' Peter had echter niet het besef dat deze zin uit de mond van een arts betrekking op zijn eigen ziekte kon hebben. Als je hem gevraagd had wat volgens hem een 'ernstig probleem' was dan had hij waarschijnlijk gezegd dat hij geen sigaretten meer had of zijn lievelingstijdschrift kwijt was. 'Waarschuwingsschoten' worden vaak niet begrepen door mensen met een verstandelijke beperking. Pratend met mensen met een verstandelijke beperking over slechtnieuwsgesprekken hoorde ik vaak:
- 'Zeg het maar rechttoe rechtaan.'
- 'Draai er maar niet omheen.'
- 'Zeg gewoon waar het op staat.'
- 'Wees duidelijk, maar vriendelijk.'

5.2   Waarom werken bestaande richtlijnen niet?

Er ligt een aantal aannames ten grondslag aan de bestaande richtlijnen voor slechtnieuwsgesprekken, aannames die niet altijd waar blijken te zijn.

- **Aanname 1: Bij slechtnieuwsgesprekken zijn twee mensen betrokken: de brenger en de ontvanger van het nieuws (meestal een arts en een patiënt)**
In werkelijkheid zijn er meer mensen betrokken bij slechtnieuwssituaties. Een klinische omgeving, zoals de spreekkamer van een arts, kan de plek zijn waar een patiënt het slechte nieuws voor het eerst *hoort*, maar hoeft niet de plaats te zijn waar hij het begint te *begrijpen*.

In Peters geval vond de arts palliatieve zorg dat het slechte nieuws het beste door zijn begeleiders kon worden verteld. Dat is niet ongebruikelijk. Het brengen van slecht nieuws is een taak die dikwijls alleen op het bordje van familie en begeleiders komt te liggen. In sommige situaties zijn er veel mensen betrokken bij het uitleggen van slecht nieuws – zoals bij Peter het geval was, bij wie het uiteindelijk de huisarts, de verpleegkundige palliatieve zorg en zijn begeleiders waren die hem hielpen zijn toestand te begrijpen.

- **Aanname 2: Slechtnieuwsgesprekken gaan over één centraal stukje informatie**
In werkelijkheid gaat het vaak om ingewikkelde informatie, bestaande uit een aantal verschillende feiten. Voor Peter bestond de informatie niet alleen uit het woord 'kanker' (een woord dat op zichzelf voor sommige mensen mogelijk niet veel betekenis heeft, al begreep Peter er wel iets van), maar ook uit zijn toenemende vermoeidheid, kortademigheid, pijn, niet meer naar de dagbesteding kunnen, zijn bed beneden moeten zetten, het besef van niet meer beter worden en uiteindelijk sterven – en nog veel meer.

- **Aanname 3: Een slechtnieuwsgesprek is vaak een eenmalige gebeurtenis**

In werkelijkheid wordt slecht nieuws niet van het ene op het andere moment 'gebracht'. Dat de huisarts Peter vertelde dat hij kanker had, was slechts één gebeurtenis in een hele reeks gebeurtenissen die bedoeld waren om hem te helpen begrijpen wat hem overkwam. Het brengen van slecht nieuws is het beste te zien als een *proces* en niet als een gebeurtenis. Slechtnieuwsgesprekken hebben herhaling nodig; er is een geleidelijke opbouw van begrip en besef.

- **Aanname 4: Slechtnieuwsgesprekken kun je plannen**

In werkelijkheid kan elk nieuw stukje informatie of elke verandering op welk moment dan ook door iemand met een verstandelijke beperking ervaren worden als slecht nieuws. Iedereen rondom de persoon in kwestie zou zich hier eigenlijk constant bewust van moeten zijn en alle nieuwe informatie altijd doorgeven in het besef dat het een slechtnieuwssituatie *kan* worden. Verder kan het best zijn dat het moment in de spreekkamer van een arts niet het juiste moment is om slecht nieuws over te brengen; het beste moment is misschien wel thuis, met familie en begeleiders.

5.3   Wat nu met die huidige richtlijnen?

De huidige richtlijnen voor slechtnieuwsgesprekken zijn vooral ontwikkeld voor medisch personeel, met name artsen, voor gebruik in klinische omstandigheden, zoals de spreekkamer of een ziekenhuisafdeling. Dit is wellicht gedeeltelijk de verklaring voor het feit dat die richtlijnen niet goed werken voor mensen met een verstandelijke beperking, die vaak afhankelijk zijn van anderen om de veranderingen in hun omstandigheden te kunnen begrijpen, waaronder ook veranderingen in hun gezondheid. Samengevat zijn de problemen met de bestaande richtlijnen:

- dat ze uitgaan van aannames over wat nu precies het slechte nieuws is;
- dat ze geen rekening houden met al de mensen die betrokken zijn bij het uitleggen van slecht nieuws aan mensen met een verstandelijke beperking;
- dat ze onvoldoende richting geven aan de complexiteit van slechtnieuwssituaties, met inbegrip van manieren waarop slecht nieuws opgesplitst en uitgelegd kan worden;
- dat ze onvoldoende onderkennen dat het begrijpelijk maken van slecht nieuws een geleidelijk en onvoorspelbaar proces is.

Uiteraard zijn deze problemen vaak ook van toepassing op de algemene bevolking, maar ze worden zeker duidelijk bij mensen met een verstandelijke beperking. Er is zonder meer een teambenadering nodig, waarbij het team familie, begeleiders en specialisten (zoals clinici en gedragsdeskundigen) omvat. Dit team moet op een goede manier informatie met elkaar uitwisselen, inzien dat de persoon in kwestie een grote verandering in zijn leven te wachten staat, en proberen te begrijpen hoe hij met een dergelijke verandering kan omgaan.

In het volgende deel leg ik mijn nieuwe richtlijnen voor slechtnieuwsgesprekken uit.

> **Nadenkertjes**

Denk eens terug aan een situatie waarin iemand met een verstandelijke beperking hulp kreeg bij het begrijpen van slecht nieuws.

- Wat was het slechte nieuws? Was het slechts één stukje informatie of waren er verschillende aspecten die uitgelegd en begrepen moesten worden?
- Wie vertelde hem het slechte nieuws? En wie hielp hem het nieuws te begrijpen nadat het hem verteld was? Was er slechts één persoon bij betrokken of meer mensen?
- Hoe lang duurde het voordat hij het slechte nieuws en alle gevolgen ervan voor hemzelf helemaal begreep?

Ben je ooit in een situatie terechtgekomen waarin je plotseling 'slecht nieuws' van welke aard dan ook hebt moeten uitleggen, zonder dat je dit gepland of verwacht had?

Deel 2 Richtlijnen voor het overbrengen van slecht nieuws aan mensen met een verstandelijke beperking

Overzicht van de richtlijnen

De richtlijnen bestaan uit vier componenten, weergegeven in ◘ figuur 6.1. Het kennisframe van iemand met een verstandelijke beperking wordt geleidelijk opgebouwd. Denk bij die opbouw altijd aan: het begripsvermogen van de persoon in kwestie, alle mensen die bij de situatie betrokken zijn en de behoefte aan ondersteuning van alle betrokkenen.

6.1   Een kennisframe opbouwen

Deze component staat centraal. Iemand met een verstandelijke beperking wiens leven aan het veranderen is, bouwt geleidelijk en in de loop van de tijd inzicht op in die veranderingen. Slecht nieuws wordt niet alleen duidelijk door het gesproken woord; informatie kan ook duidelijk worden door andere methoden, zoals afbeeldingen bekijken of nieuwe ervaringen opdoen. Je kunt iemand helpen een kennisframe op te bouwen (uitgaand van zijn bestaande, huidige kennisbasis) door weloverwogen kleine, nieuwe stukjes informatie aan te reiken, in welke vorm dan ook.

6.1.1   Begripsvermogen

Het is van essentieel belang na te gaan wat het begripsvermogen van iemand is en de manier waarop iemand informatie interpreteert en toepast; daarin bestaan grote verschillen tussen mensen. In sommige landen bestaan wetten op het gebied van wilsbekwaamheid die relevant zijn bij het beslissen of, hoe en wanneer slecht nieuws wordt overgebracht; deze wetten dienen uiteraard te worden nageleefd.

Bij elk nieuw stukje informatie moet je beslissen of de persoon in kwestie dit zal kunnen begrijpen. Het kan zijn dat dit niet het juiste moment is voor iemand om alle feiten te kunnen volgen. In dat geval heeft het geen zin er verder op door te gaan; je kunt je dan beter houden aan de feiten die ze wel begrijpen. Soms is dat uiteraard moeilijk in te schatten – mensen begrijpen soms meer dan we denken.

Iedereen heeft recht op informatie en inzicht, en verdient de kans om die ook te krijgen. Daarom moeten we nadenken over *wat* en *wie* ze nodig hebben om te zorgen dat de informatie zo goed mogelijk wordt overgebracht. Wie kan bijvoorbeeld het best communiceren met deze persoon en hoe kan de informatie het beste worden overgebracht?

6.1.2   Betrokkenen

Alle mensen die een belangrijke rol spelen in het leven van degene met de verstandelijke beperking moeten betrokken worden bij de slechtnieuwssituatie: familie, partners, vrienden, vrijwilligers, begeleiders, maatschappelijk werkers, orthopedagogen, clinici enzovoort. Al deze mensen kunnen verschillende maar belangrijke rollen spelen in het helpen begrijpen en verwerken van nieuws, nieuws dat haar leven beïnvloedt en verandert.

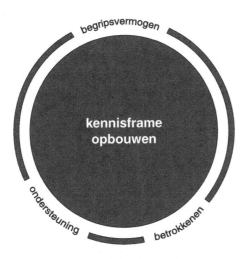

Figuur 6.1 Overzicht van het overbrengen van slecht nieuws aan mensen met een verstandelijke beperking.

6.1.3 Ondersteuning

Als je nadenkt over de benodigde ondersteuning is het belangrijk om niet alleen te kijken naar de ondersteuning van degene met de verstandelijke beperking, maar ook van de andere betrokkenen. Ook anderen worden persoonlijk getroffen door het slechte nieuws, met name familie en begeleiders. De persoon met de verstandelijke beperking heeft hen nodig om het nieuws te helpen begrijpen en verwerken, maar om dat te kunnen doen hebben ze zelf misschien ook hulp en ondersteuning nodig. Dat kan informatie zijn, en emotionele, sociale, praktische en/of spirituele ondersteuning. Ook clinici en andere professionals hebben vaak specifieke behoeften aan ondersteuning.

In de volgende hoofdstukken wordt dieper ingegaan op elk van de vier componenten van de richtlijn.

> **Nadenkertjes**
> Slechtnieuwssituaties zijn meestal ingewikkeld. Dat komt omdat dergelijke situaties vaak uit veel verschillende stukjes feiten en informatie bestaan. We geven enkele 'achtergrondvragen' die je kunt stellen:
> - In hoeverre is deze persoon in staat te begrijpen wat er gebeurt?
> - Welke aspecten van het slechte nieuws begrijpt hij al?
> - Hoeveel meer zou hij kunnen begrijpen als hij er de juiste hulp bij krijgt?
> - Zou hij dit specifieke stukje informatie op dit moment kunnen begrijpen?
> - Hij moet de beste kans krijgen om te begrijpen wat er gebeurt of gaat gebeuren. Wat is de beste manier, wat is de beste plaats en wat is het beste moment om de informatie over te brengen?

- Wie zijn de aangewezen personen om hem te helpen de informatie te begrijpen?
- Hoe kan de communicatie worden afgestemd op de persoon?
- Wat heb jij zelf nodig om hem zo goed mogelijk te ondersteunen? En wat hebben de andere betrokkenen nodig?

Component 1: een kennisframe opbouwen

7.1   Een proces, geen gebeurtenis

'Een kennisframe opbouwen' is de centrale en cruciale component van de nieuwe richtlijnen. Inzicht in slecht nieuws krijg je niet zomaar ineens; inzicht verkrijgen is een proces, geen eenmalige gebeurtenis en ook geen serie gebeurtenissen. Het geldt voor ons allemaal dat inzicht geleidelijk opgebouwd moet worden, in de loop van uren, dagen, weken, maanden of soms jaren. Dit betekent dat slecht nieuws niet zo maar 'overgebracht' wordt. In de meeste gevallen hebben mensen tijd nodig om de omvang van een situatie volledig te bevatten. Na verloop van tijd gaan ze de waarheid stukje bij beetje begrijpen – iets van de waarheid begrijpen ze misschien meteen, maar om alles te begrijpen hebben ze vaak veel meer tijd nodig. Sommige mensen begrijpen misschien nooit echt alles van het slechte nieuws, noch wat het effect ervan op hun leven is.

Carlina en haar overleden vader

Carlina Pacelli was 36 jaar en had een zeer ernstige verstandelijke beperking. Vijf jaar geleden verhuisde ze naar een woonvoorziening, tot die tijd woonde ze bij haar bejaarde ouders. Ze had een hechte en liefhebbende familie, haar ouders, broers en tantes kwamen vaak bij haar op visite en om de week ging ze bij haar ouders thuis op bezoek.

Toen Carlina's vader ernstig ziek werd, besefte haar begeleider dat haar vader kon gaan sterven en dat Carlina een uitleg in woorden niet zou begrijpen. Ze nam Carlina verschillende keren mee naar het ziekenhuis om haar vader te bezoeken. Toen hij overleed, kon de familie het niet aan om Carlina te ondersteunen omdat ze het zelf erg moeilijk hadden met hun verdriet. Ze wilden niet dat Carlina bij de begrafenis was omdat ze het gevoel hadden dat zij niet zou begrijpen wat er gebeurde. Ze waren bang dat Carlina opgewonden geluiden ging maken als ze zoveel vertrouwde gezichten bij elkaar zag, en dat de familie daardoor overstuur zou raken. Carlina's begeleider probeerde duidelijk te maken dat het begeleidend personeel Carlina bij de begrafenis kon ondersteunen zodat de familie dat niet hoefde te doen, maar de familie was onvermurwbaar. Uiteindelijk vond Carlina's begeleider dat ze in zo'n emotionele periode niet tegen de wens van de familie in kon gaan. In overleg met de familie was Carlina wel bij de wake die de nacht vóór de begrafenis in besloten kring in de katholieke kerk werd gehouden. Aan het begin van de wake was ze erg opgewonden, maar na tien minuten werd ze rustiger. Er hing een stille, bedroefde sfeer in de kerk.

Hoe kon Carlina geholpen worden om het slechte nieuws van haar vaders dood te begrijpen? Het was de eerste keer dat iemand in haar directe familie gestorven was. Mondelinge uitleg had bij haar geen zin. Het personeel probeerde met een bedroefde gelaatsuitdrukking over haar papa te praten, maar Carlina was een gezellige vrouw en vond het altijd heerlijk als mensen tegen haar praatten; ze raakte opgewonden en blij als ze dat deden.

Haar begeleider nam Carlina mee naar de rouwkapel zodat ze het lichaam van haar vader in de doodskist kon zien. Nadat de eerste opwinding van het uitje gezakt was, werd ze heel stil terwijl ze naar haar vader keek. Ze werd uit haar rolstoel overeind geholpen zodat ze het lichaam van haar vader aan kon raken. Ze leek het niet te begrijpen, althans, haar lichaamstaal maakte duidelijk dat ze weg wilde.

In de daaropvolgende maanden liet het begeleidend personeel Carlina elke week bij haar moeder op bezoek gaan. Aanvankelijk leek ze verbaasd te zijn dat de leunstoel van haar vader leeg was en leek ze naar hem te zoeken, waarbij ze met haar rolstoel door het hele huis reed. Ook nodigde het personeel Carlina's moeder regelmatig uit om op bezoek te komen. Deze bezoekjes waren anders dan voorheen, want voorheen kwam moeder nooit zonder vader langs. Naarmate de weken verstreken, trok Carlina zich steeds verder in zichzelf terug en leek ze vaak in gedachten verzonken. Het duurde meer dan een jaar voordat Carlina weer haar oude opgewekte zelf was.

Toen Carlina's moeder drie jaar later stierf, werd precies dezelfde gang van zaken gevolgd. Carlina zag het lichaam van haar moeder in dezelfde rouwkapel, ze nam deel aan de wake (maar was niet bij de begrafenis) en ze ging nog een laatste keer naar haar inmiddels lege ouderlijk huis voordat het verkocht werd. En in plaats van haar moeder kwamen nu haar broers haar op zondag in de woonvoorziening opzoeken. Carlina was opnieuw ongeveer een jaar teruggetrokken en stilletjes.

Verdriet houdt er een eigen tijdschema op na. Haar begeleiders hadden het idee dat ze deze keer in de rouwkapel en tijdens de wake minder opgewonden was en het verdrietige van de situatie beter leek te bevatten.

7.2 Wat is kennis?

Kennis is het goed vertrouwd zijn met of begrijpen van iets (een situatie, iemand, een ding). Kennis kan bestaan uit:
- feiten, informatie en theoretisch inzicht in een onderwerp (ik weet hoe de motor van een auto werkt en ik weet wat de verkeersborden betekenen; ik weet hoe het lichamelijke stervensproces verloopt);
- praktische vaardigheden (ik kan autorijden; ik weet hoe je thee zet; ik kan iemand wassen op bed);
- expertise (ik kan de verkeersstroom beoordelen en voorspellen; ik weet hoe ik mensen aan het lachen kan maken; ik heb ervaring in het ondersteunen van mensen die verdrietig zijn).

Kennis kan op verschillende manieren worden verworven:
- onderwijs (rijlessen; voorlichting op school over dood en verlies);
- uitleg ('zó werkt een automotor'; 'je vader is overleden');
- ervaring (ik rijd zo hard dat ik niet op tijd kan remmen; vader is niet meer thuis bij moeder);
- redeneren (ik heb twee ongelukken op de snelweg gezien, snelwegen zijn dus gevaarlijk; vader is in het ziekenhuis gestorven en nu ligt moeder in het ziekenhuis, dat betekent dus dat moeder ook doodgaat).

We denken misschien dat 'uitleg' het cruciale aspect is van het overbrengen van slecht nieuws en kunnen daar vreselijk tegenop zien. Hoe vertel je iemand dat er iets akeligs staat te gebeuren? Maar in feite is uitleg slechts een van de manieren waarop mensen slecht nieuws beginnen te begrijpen. Voor veel mensen, of ze nu een verstandelijke beperking hebben of niet, is 'ervaring' een veel krachtiger manier om kennis te verwerven dan het 'uitleggen van feiten'. Iemand kan onuitgesproken redenaties hebben die haar inzicht helpen of hinderen. Voorlichting kan, al lang voordat er sprake is van welk slecht nieuws dan ook, een goede manier zijn om een kennisbasis op te bouwen.

Ook al snapt iemand de uitleg, dan nog kan het een tijd duren voordat het theoretische inzicht omgezet is in praktisch inzicht en expertise. Mensen die een geliefde verloren hebben, *weten* dat. Met je verstand weet je dat degene die gestorven is er niet meer is, maar het kan nog jaren duren voordat je hart het ook bevat. 'Ik verwacht nog steeds dat ik zijn sleutel in de voordeur hoor.' Toen ik verpleegkundige in een hospice was, merkte ik dat verwanten meestal geschokt waren als hun geliefde stierf, ook al hadden ze hem achteruit zien gaan en hadden ze wekenlang aan zijn bed gezeten. 'Ik wist dat hij ging sterven,' zeiden ze dan, 'maar ik kon gewoon niet geloven dat het echt zou gebeuren. Het is zo onwerkelijk.'

Mondeling aan Carlina uitleggen dat haar vader overleden was, was geen effectieve manier om haar het slechte nieuws over te brengen. Carlina communiceerde niet in woorden en een gesproken uitleg had weinig nut. Carlina's begeleider vond dat het zien van haar vaders lichaam de beste manier was om 'uit te leggen' wat het slechte nieuws was, maar pas na herhaalde bezoeken aan haar ouderlijk huis begon het verlies tot Carlina door te dringen. Ieder bezoek was een stapje in het brengen van het slechte nieuws – stappen zonder woorden.

Het verwerven van kennis bestaat uit complexe cognitieve processen en wordt uiteraard beïnvloed door het cognitieve vermogen van de persoon in kwestie: het vermogen om te leren, te communiceren, te associëren en te redeneren.

Moeite met redeneren

Bij Sally Burnett werd kanker vastgesteld. Haar stiefmoeder trok er veel tijd voor uit om Sally te helpen begrijpen dat dit niet betekende dat ze dan ook snel zou sterven. Sally had een autismespectrumstoornis. Haar stiefmoeder vertelde: 'Sally's vader had kanker en stierf na twaalf weken. Dus Sally dacht: 'Kanker, dood.' Bij haar is alles zwart of wit; dat er ook nog iets tussenin kan zitten, begrijpt ze niet goed.'

Begrijpen kost tijd

'Mijn zoon verwerkt nieuwe informatie langzaam, maar heeft een goed geheugen. Als je hem iets vertelt, denk je soms dat het niet tot hem doorgedrongen is en dan komt hij er weken later toch mee.

Onze kat was twee maanden ziek, moest geopereerd worden, werd binnengehouden en verzorgd, en er werd een hoop drukte over het beestje gemaakt. Ten slotte mocht hij weer naar buiten, maar een paar dagen later werd hij doodgereden. Mijn zoon heeft de dode kat niet gezien. Toen hij het nieuws hoorde, lachte hij, terwijl iedereen erg van streek was. Het leek alsof hij het nieuws dat de kat dood was niet in verband bracht met het geliefde huisdier. Een paar weken later begon hij echter op school om de dode kat te huilen. De juf begreep niet waarom hij overstuur was. Dus tegenwoordig laten we het de school weten als er iets ergs gebeurt, en waarschuwen we ze dat de reactie pas veel later kan komen.'

7.3 Kennis opbouwen

In plaats van slecht nieuws in één keer te brengen moeten we mensen helpen om een veranderde en veranderende levenssituatie te begrijpen en ermee te leren leven. We moeten hen helpen om kennis op te bouwen. Hoe doen we dat?

7.3.1 Splits informatie op in stukjes

Splits ingewikkelde informatie op in afzonderlijke stukjes en probeer vast te stellen wat iemand daar al van weet. Wat is de kennisbasis van deze persoon? Een 'stukje' bestaat uit een duidelijk, afzonderlijk feit of stuk informatie. Zie bijvoorbeeld ◘ figuur 7.1.

Een aantal van deze stukjes vormt 'achtergrondkennis'. Sommige van die stukjes gaan over 'wat er op dit moment gebeurt', andere over 'wat er in de toekomst gaat gebeuren' (zie ▶ H. 11). Deel 4 van dit boek bevat uitgebreide casusvoorbeelden met manieren waarop slecht nieuws in enkelvoudige stukjes kan worden opgedeeld.

7.3.2 Beslis welke nieuwe stukjes informatie nodig zijn

Houd voor ogen wat het doel is van het overbrengen van slecht nieuws: namelijk iemand helpen omgaan met een veranderde en veranderende levenssituatie. Wat moet hij daarvoor begrijpen? Zou hij kunnen begrijpen *waarom* bloedonderzoek nodig is? En zo ja, helpt hem dat dan om het bloed afnemen te doorstaan? In het voorbeeld in hoofdstuk 1 vertelde Amanda dat ze het moeilijk vond om met de slechte buien van haar zieke moeder om te gaan, want ze begreep niet waarom haar moeder zo was. Amanda was in staat om te begrijpen wat ziekte is en hoe ziekte van invloed kan zijn op de manier waarop mensen zich voelen en gedragen. Het zou haar geholpen hebben als ze meer over haar moeders ziekte had geweten.

Je zult moeten beslissen of het belangrijk is dat iemand een gedeelte van de informatie *nu* begrijpt. Mensen die een beslissing moeten nemen over een medische behandeling hebben informatie nodig om die beslissing te kunnen nemen. Mensen in plotseling veranderende omstandigheden hebben snel nieuwe kennis nodig, ook al kunnen ze op dat moment wellicht nog niet alles even goed begrijpen. Denk bijvoorbeeld aan een situatie waarin een familielid plotseling overlijdt of een onverwachte opname in een zorginstelling (zie ▶ H. 18).

7.3.3 Bepaal per individu hoe groot het stukje informatie is

Sommige mensen kunnen met grote stukken overweg:
— 'We rijden morgen naar het ziekenhuis en daar wordt bloed bij je afgenomen.'

Als je ziek bent, maakt de dokter je beter	Ik heb buikpijn	Ik kan niet meer opstaan	Moeder is overstuur
Vader krijgt morgen een operatie	Die wijkzuster komt steeds maar bij ons thuis	Personeel heeft nooit tijd voor mij	Moeder beslist alles voor mij

▣ Figuur 7.1   Verschillende stukjes informatie.

Bij andere mensen moet de informatie verder opgedeeld worden:
- 'We stappen in de auto.'
- *Later*: 'We rijden nu naar het ziekenhuis.'
- *Weer later*: 'Deze zuster gaat je in je arm prikken met een naald.'

In deze voorbeelden gaan we er uiteraard van uit dat de persoon in kwestie toestemming voor het bloedonderzoek heeft gegeven of – als ze niet wilsbekwaam is, zoals waarschijnlijk het geval is in het tweede voorbeeld – dat die beslissing 'in haar belang' genomen is, zorgvuldig overwogen door het medische team, haar familie en anderen van wie ze ondersteuning krijgt.

7.3.4 Nieuwe stukjes informatie: geef ze één voor één

Geef de nieuwe stukjes informatie één voor één zodat er een stevig kennisframe wordt opgebouwd, uitgaand van de bestaande kennisbasis. Naarmate het kennisframe van iemand groter wordt, kan dit worden uitgebreid door er nieuwe stukjes informatie aan toe te voegen. De volgende keer dat ze voor bloedonderzoek naar het ziekenhuis moet, kan ze mogelijk meer informatie tegelijk behappen.

7.3.5 Nieuwe stukjes informatie: de persoon in kwestie moet er wijs uit kunnen worden

Als iemand dingen vooral begrijpt door ze te ervaren of door tastbare voorwerpen te zien, zal zij geen wijs kunnen worden uit de mededeling dat ze morgen voor bloedonderzoek naar het ziekenhuis moet. Ze zal de naald moeten zien in de context van het ziekenhuis.

Aan iemand uitleggen dat zijn dagbesteding gesloten wordt door bezuinigingen of personeelstekort is zinloos als diegene geen idee heeft van organisaties en financiering. Het ontbreekt hem dan aan de nodige kennisbasis en deze informatie past niet in zijn kennisframe. De nieuwe stukjes informatie kunnen beter gericht zijn op het effect van de veranderingen op zijn dagelijks leven (een nieuwe plek om overdag naartoe te gaan, een andere busreis, een andere gang van zaken rond de maaltijd).

7.3.6 Wees creatief en gevarieerd als je informatie geeft

Voorbeelden hiervan zijn:

- laagdrempelige materialen: plaatjes, gepersonaliseerde kalenders, gemakkelijk leesbare informatie, audiomateriaal, gemakkelijke computerprogramma's – er is van alles mogelijk;
- in plaatjes uitgebeelde scenario's (met voorbeelden van iemand die een gelijksoortige verandering meemaakt) en levensboeken;
- verwanten erbij betrekken die de unieke manier waarop iemand communiceert kunnen ondersteunen;
- de situatie uitleggen door iemand een deel ervan te laten ervaren (bijvoorbeeld: het regelen van een bezoek aan de ziekenhuisafdeling voordat de opname daadwerkelijk plaatsvindt).

> **Nadenkertjes**
> Denk eens aan een slechtnieuwssituatie die je uit moet leggen aan iemand met een verstandelijke beperking.
> - Hoe, waar en wanneer denk je dat je dit het beste kunt doen?
> - Op welke manier verwerft ze meestal nieuwe kennis? Begrijpt ze uitleg? Vindt ze het prettig om dingen te bespreken? Reageert ze goed op plaatjes? Leert ze het beste door ervaring?
> - Welke ervaringen kun je haar laten opdoen om ervoor te zorgen dat ze alles beter begrijpt?
> - Hoe ingewikkeld is de informatie die je haar geeft? Kun je die informatie opdelen in kleinere stukjes? Hoe?
> - Hoeveel informatie kan ze in één keer aan? Met andere woorden, hoe groot of klein moeten de stukjes informatie zijn?

Component 2: begripsvermogen

Begrijpen de medecliënten dat er iemand gestorven is?

Rahim Singh woonde al lange tijd in een woonvoorziening. Toen hij stierf, werden zijn medecliënten, die allemaal een ernstige verstandelijke beperking hadden, daar niet van op de hoogte gebracht. De begeleiding zei: 'Ze snappen het toch niet, wat heeft het dan voor nut? Rahim maakte trouwens toch nooit contact met ze, ze zullen hem niet missen.' Het was moeilijk om erachter te komen of dit inderdaad ook zo was. De andere cliënten konden geen vragen stellen of uiting aan hun gevoelens geven. Toch is het moeilijk te geloven dat ze niet door hadden dat er iets veranderd was. Deze groep cliënten woonde immers al tientallen jaren bij elkaar.

In een andere woonvoorziening met cliënten met een ernstige verstandelijke beperking organiseerde het begeleidingsteam een wake toen John Morris overleden was. Ze richtten een speciaal hoekje in met de lege stoel van John, zijn favoriete kleren en de handspiegel die hij altijd bij zich had, en ze draaiden zijn lievelingsmuziek. Het hoekje bleef een aantal maanden zo staan. Soms stonden de andere cliënten er stilletjes naar te kijken, noemden ze Johns naam of gingen ze op zijn stoel zitten.

Begrijpt Jemima dat ze doodgaat?

Jemima Rosing was 25 jaar oud toen ze stierf. De afgelopen tien jaar was haar gezondheid geleidelijk aan achteruit gegaan en dachten de artsen regelmatig dat ze het niet zou halen. Jemima en haar ouders hadden al jarenlang moeten leven met de wetenschap dat ze zou overlijden. Jemima had een matige tot ernstige verstandelijke beperking. De band met haar moeder was heel nauw, maar haar moeder had niet aan Jemima verteld dat ze zou sterven. Mede omdat haar moeder zelf niet echt wist hoe het zou gaan verlopen en dus geen duidelijkheid kon geven. Het was sowieso moeilijk om erachter te komen of Jemima het theoretische concept van de dood kon bevatten.

Nadat Jemima overleden was vertelde haar moeder: 'Als ik terugkijk op de laatste zes maanden van haar leven weet ik eigenlijk zeker dat Jemima goed aanvoelde dat ze dood zou gaan. Ze was vaak zo verdrietig. Ze wilde allerlei dingen doen die andere jonge mensen ook doen, maar dat kon ze niet meer. Ik denk dat de lichamelijke veranderingen haar hielpen begrijpen dat de lichtjes voor haar aan het doven waren.'

8.1   Wat is begrip?

'Begrip' is een moeilijk definieerbaar begrip. Iets begrijpen (een concept, een stukje informatie, feiten of kennis) impliceert voorstellingsvermogen en verband kunnen leggen tussen oorzaak en gevolg. Iemand begrijpt wat een pijnstiller is als hij verband kan leggen tussen het slikken van een pil en het verdwijnen van de pijn.

'Begrip' impliceert eveneens het vermogen om herinneringen op te roepen en de juiste verbanden te leggen. Iemand begrijpt het gesproken woord 'pijnstiller' misschien niet, maar herkent wel een foto of een tekening van een pijnstiller. Hij legt dan misschien verband tussen de afbeelding en de keer dat hij zelf tabletten heeft ingenomen.

Iemand kan ook tegen je zeggen: 'Als je rookt, dan krijg je kanker', zonder per se te begrijpen dat roken tot kanker kan leiden. Misschien praat hij gewoon na wat hij iemand anders heeft horen zeggen. Misschien begrijpt hij dat roken niet goed is zonder te weten wat kanker is. Of misschien begrijpt hij wel dat roken soms tot kanker kan leiden en dat kanker een ernstige ziekte is waar je dood aan kunt gaan.

8.2 Hoeveel kan iemand begrijpen?

Je kunt vaak niet weten of iemand echt alles begrijpt – in feite weten we dat meestal niet. In de voorbeelden van Rahim en John was het bij geen van de medecliënten duidelijk wat ze over de dood begrepen. Enkele belangrijke overwegingen zijn:
- Mensen begrijpen soms meer en soms minder dan we denken.
- We kunnen niet uitgaan van uitsluitend onze eigen aannames over hoeveel iemand begrijpt.
- Begrip verkrijg je niet alleen doordat iemand je uitlegt hoe het zit, maar ook doordat je zelf ervaringen opdoet.
- Als iemand de feiten niet echt begrijpt, zal hij evengoed wel begrijpen dat er iets veranderd is.

Soms moet je dezelfde feiten vaak en op verschillende manieren herhalen. Als je probeert weer een nieuw stukje informatie te geven ('het kennisframe opbouwen'), probeer dan ook een manier te vinden om na te gaan of zij ook werkelijk begreep wat jij duidelijk wilde maken. Als ze niet begrijpt wat je probeert uit te leggen, dan betekent dat niet meteen dat ze *niet in staat is* om het te begrijpen. Het kan gewoon zijn dat je nog geen manier gevonden hebt om haar dingen zodanig uit te leggen dat ze het kan snappen, en dat ze nog geen verband kan leggen tussen jouw informatie en de basiskennis die ze al bezit.

8.3 Wilsbekwaamheid

Verschillende culturen hebben uiteenlopende opvattingen over wilsbekwaamheid. Ook kan het per cultuur verschillen wie beslissingen kan nemen voor iemand die niet in staat wordt geacht dit zelf te kunnen. Dit is allicht van invloed op de manier waarop die samenleving omgaat met de vraag of iemand geholpen moet worden om slecht nieuws te begrijpen. Als van iemand niet wordt verwacht dat hij (mee) beslist over zijn eigen zorg, behandeling en toekomst, dan is het wellicht minder belangrijk om hem te helpen alles te begrijpen. De wetgeving rond mensen met een verstandelijke beperking die minder of niet wilsbekwaam zijn, verschilt ook per land en is een belangrijke leidraad in beslissingen over wat je wel en niet vertelt.

In Nederland is vanuit juridisch oogpunt het begrip wilsbekwaamheid van belang. Voor hulpverleners is het moeilijk om beslissingen te nemen voor mensen met een verstandelijke beperking, die vaak onvoldoende in staat zijn om hun situatie te beoordelen en te overzien. Vaak is het ook nog onduidelijk wie welke bevoegdheden heeft om te beslissen; welke positie heeft bijvoorbeeld de arts of de familie? Wie is het eerste aanspreekpunt, wie heeft de regie over het hele zorgproces, wie heeft de verantwoordelijkheid en waarvoor?

De richtlijnen in dit boek zijn sterk gebaseerd op de principes achter de wetgeving zoals die op dit gebied in Engeland gelden (Department for Constitutional Affairs, 2007). Die principes zijn:

- *Men gaat uit van wilsbekwaamheid.* Met andere woorden, je moet ervan uitgaan dat iemand dingen kan begrijpen. Je mag beslissingen over wel of niet vertellen van slecht nieuws niet baseren op de aanname 'hij begrijpt het toch niet' of 'het is beter voor hem dat hij het niet begrijpt', zonder dat zijn begripsvermogen onderzocht is.
- *De test voor wilsbekwaamheid is situatiespecifiek.* Is iemand in staat *deze* specifieke beslissing op *dit* moment te nemen? Dit principe heeft te maken met het vermogen om een specifiek stukje informatie op een specifiek moment te begrijpen. Het zou kunnen dat:
  - iemand één stukje informatie niet begrijpt maar een ander stukje wel;
  - iemand iets nu niet kan begrijpen maar dat later wel kan.
- Als iemand niet wilsbekwaam is, moeten beslissingen over wat en in hoeverre je hem moet helpen begrijpen, gebaseerd te worden op wat 'voor zijn bestwil' is. Je moet daarbij zorgvuldig overwegen: wat denken we dat *hij* zou willen en verkiezen te begrijpen als hij wilsbekwaam zou zijn?

Dit principe ('voor zijn bestwil') klinkt ook door in de ethische principes voor het handelen in het belang van de patiënt (Beauchamp & Childress, 1994). Het gaat om:

- respect voor autonomie (de wens van de persoon zo veel mogelijk respecteren);
- niet schaden (de mensen geen schade toebrengen);
- weldoen (zo veel mogelijk het welzijn van mensen bevorderen);
- rechtvaardigheid (de ene persoon niet anders – slechter of beter – behandelen dan de andere persoon met hetzelfde probleem).

8.4   Het begripsvermogen inschatten

Je kunt jezelf de volgende vragen stellen en ze bespreken met iemand die de persoon in kwestie goed kent:

- Wat zijn de beperkingen van deze persoon? Zou hij deze informatie kunnen begrijpen?
- Zo nee, kan de informatie dan nog verder opgesplitst worden? (Bijvoorbeeld door je te beperken tot de feiten over wat er nu, op dit moment gebeurt.)
- Heb je gedacht aan het gebruik van afbeeldingen, een multimedia-aanpak, een aardig verhaal of een vertelling? Dit kan heel nuttig zijn bij:
  - het inschatten van het begripsvermogen;
  - het inschatten wat voor informatie iemand zelf wil, en hoeveel;
  - het uitleggen van stukjes informatie.
- Om het begripvermogen te testen, zou je kunnen controleren of iemand dingen op een of andere manier aan jou terug kan uitleggen. Dat hoeft niet per se met woorden, maar kan bijvoorbeeld ook met gebaren of naar plaatjes wijzen.

— Als je twijfelt aan het begripsvermogen van iemand, wie kun je dan inschakelen om je te helpen bij het inschatten? Meestal kunnen familie, begeleiders, vrienden en vrijwilligers je daar wel bij helpen. Professionals op het gebied van verstandelijke beperkingen (zoals een Arts Verstandelijk Gehandicapten) zijn eveneens een heel nuttige hulpbron.

8.5   Hoeveel begrijpen de verwanten?

Daarnaast dien je na te gaan hoeveel de familie, vrijwilligers en begeleiders begrijpen en zo nodig de gaten in de kennis aan te vullen. Zij zijn per slot van rekening essentieel bij de hulp aan iemand die slecht nieuws te verwerken krijgt. Als zij niet begrijpen wat er gebeurt, dan kunnen ze onmogelijk degene met de verstandelijke beperking helpen dit te begrijpen.

■ **Verzorgers met een verstandelijke beperking**
Verwanten van iemand met een verstandelijke beperking hebben zelf misschien ook een verstandelijke beperking. Het is de moeite waard om na te gaan in hoeverre zij zelf in staat zijn de situatie te begrijpen. Mogelijk is daarbij hulp nodig van professionals die werken met mensen met een verstandelijke beperking, vooral als de verwanten complexe behoeften aan informatie en ondersteuning hebben.

⟩ **Nadenkertjes**
   — Heb je zicht op hoeveel deze persoon zou kunnen begrijpen?
   — Hoe kun je het begripsvermogen beoordelen? Wie kan jou daarbij helpen?
   — Hoe weet je dat hij niet in staat is om dit specifieke stukje informatie te begrijpen? Ga je niet uit van aannames?
   — Welke methodieken kun je toepassen om hem te helpen begrijpen wat er gaande is?
   — Weet je hoeveel de verwanten, vrijwilligers en begeleiders begrijpen? Kun je hen helpen?

Component 3: alle betrokkenen

Wie gaat het slechte nieuws brengen?

- 'De brenger van het slechte nieuws is degene die de inhoud van het nieuws begrijpt en effectief met de patiënt kan communiceren. Dit kan een arts, een verpleegkundige of een begeleider zijn, maar het kunnen ook meerdere personen zijn, bijvoorbeeld een arts die het slechte nieuws vertelt en iemand die de patiënt beter kent en de informatie in woorden en zinnen 'vertaalt' die de patiënt begrijpt.' *Huisarts*
- 'Bij patiënten die een verstandelijke beperking hebben moet je het nieuws meerdere keren herhalen. Een spreekuurafspraak van een kwartiertje is dan veel te kort om slecht nieuws over te brengen. Volgens mij is het bij hen beter om dat in hun eigen omgeving te doen, met hun familie en begeleiders in de buurt, en met hun plaatjesboeken enzo bij de hand, zodat ze het nieuws echt kunnen begrijpen.' *Verpleegkundige palliatieve zorg in een hospice*

9.1   Niemand kent het hele plaatje

Niemand heeft beschikking over alle informatie en kennis. Meestal is het zo dat verschillende groepen mensen:
- verschillende soorten kennis hebben;
- verschillende inzichten hebben in wat iemand wel of niet al weet en begrijpt (dus wat zijn kennisbasis is);
- verschillende stukjes aan die kennisbasis kunnen toevoegen.

9.2   Verwanten

Vaak weet de familie veel, zoals:
- de persoonlijke geschiedenis en levenservaring van iemand;
- welke achtergrondkennis hij heeft;
- de dagelijkse routine;
- de manier van communiceren;
- hoeveel hij waarschijnlijk kan begrijpen;
- hoe hij gewoonlijk omgaat met nieuwe informatie, verandering en slecht nieuws;
- wat waarschijnlijk de beste tijd en plaats zijn om hem het slechte nieuws te vertellen;
- of hem al eerder iets dergelijks overkomen is of dat hij andere mensen kent die met slecht nieuws geconfronteerd zijn.

'Mijn zoon leek kalm, maar was doodsbang'
'De verpleegkundigen dachten dat mijn zoon zich goed redde toen ze hem verteld hadden dat hij geopereerd moest worden. Hij leek heel kalm en deed precies wat hem gevraagd werd. Maar ik kon zien dat hij doodsbang was. Hij was veel, veel stiller dan

gewoonlijk. Vijf jaar eerder was hij ook geopereerd en na die operatie waren er een hoop complicaties – het was echt een heel moeilijke tijd voor hem. Hij snapte maar niet dat dit een simpele ingreep was en dat hij waarschijnlijk na een paar dagen alweer thuis zou zijn. Ik moest de verpleegkundigen heel duidelijk uitleggen dat hij veel steun en geruststelling nodig had omdat zij dachten dat er niets met hem aan de hand was.'

Moeder van een man met een lichte verstandelijke beperking

9.3 Professionals in de zorg voor mensen met een verstandelijke beperking

Begeleiders en andere professionals in de zorg weten veelal:

- de beste manier van communiceren;
- de manier waarop je deze communicatie kunt ondersteunen;
- hoe mensen met een verstandelijke beperking omgaan met abstractie, inclusief tijds-besef;
- hoe je het begripsvermogen van iemand kunt inschatten en wat je kunt doen als er weinig begripsvermogen is;
- de manier waarop andere mensen met een verstandelijke beperking en hun verwan-ten met vergelijkbare situaties zijn omgegaan;
- hoe je kunt omgaan met gedragsveranderingen.

'We praatten, tekenden en maakten modellen'
'Er was niet veel tijd om te beslissen of Jennifer wel of niet een darmoperatie moest ondergaan waarbij ze een stoma zou krijgen. Zonder operatie zou ze doodgaan, maar haar familie en het medische team betwijfelden of ze tegen de operatie en het stoma opgewassen zou zijn. Ze dachten niet dat Jennifer het vermogen had om bij de beslis-sing betrokken te worden en belegden een vergadering waarin werd besproken wat de beste beslissing voor haar zou zijn. Toch wilde ik het proberen, omdat ik dacht dat we Jennifer met de juiste ondersteuning zo ver konden krijgen dat ze het probleem begreep en er zelf een beslissing over kon nemen. In mijn ervaring sta je vaak ver-baasd over waartoe mensen met een verstandelijke beperking in staat zijn. Er was een zeer intensieve week voor nodig om alles op allerlei verschillende manieren uit te leggen. We praatten, tekenden en maakten modellen. Ik nam Jennifer mee naar het ziekenhuis waar een patiënte bereid was haar stoma aan Jennifer te laten zien en over de operatie te vertellen. De afdelingsverpleegkundigen hielpen daar ook echt bij. Uiteindelijk besliste Jennifer dat ze geopereerd wilde worden en tot dusver redt ze zich prima met haar stoma. Ik denk dat het heel nuttig was om na te denken over welke stukjes informatie Jennifer nodig had om een beslissing te kunnen nemen, hoe we haar konden helpen om het zo snel mogelijk te begrijpen en hoe we haar konden ondersteunen bij het omgaan met die kennis.'

Liaisonverpleegkundige voor mensen met een verstandelijke beperking

9.4   Algemeen en gespecialiseerd medisch personeel

Algemeen en gespecialiseerd medisch personeel beschikt vaak over de volgende kennis:

- feiten over de ziekte;
- de waarschijnlijke voortgang en afloop van de ziekte;
- de manier waarop je het beste slecht nieuws kunt vertellen aan patiënten in het algemeen;
- ervaring met slechtnieuwsgesprekken;
- de manier waarop andere patiënten en hun familie met vergelijkbare situaties zijn omgegaan.

> **'Als je ze alles vertelt, is dat te veel voor ze'**
> 'Wanneer ik ouders moet vertellen dat hun pasgeboren baby een ernstige beperking heeft, dan zie ik in gedachten wat ze te wachten staat. Ik heb veel ouders gevolgd in het proces van ondersteuning, vanaf de geboorte van hun kind tot aan de volwassenheid. Ik weet natuurlijk niet hoe elk individueel gezin daarmee omgaat, maar ik weet wel veel meer over hoe het voor hen zal zijn dan zij op dat moment zelf weten. Ik weet wat voor moeilijke weg ze voor de boeg hebben, niet alleen volgend jaar maar de komende twintig jaar. Ik ken de lichamelijke problemen van de beperking, de emotionele achtbaan, de praktische aspecten. Maar het komt niet in me op om ze dat allemaal te vertellen; dat zou echt te veel voor ze zijn. Je moet het geleidelijk opbouwen. Het zijn niet alleen de mensen met een verstandelijke beperking bij wie je het kennisframe langzaam moet opbouwen: dat geldt voor iedereen.'
> *Kinderarts*

9.5   Iedereen is nodig

Het is van cruciaal belang dat iedereen samenwerkt bij het vaststellen van welke nieuwe stukjes kennis toegevoegd moeten worden aan iemands kennisbasis en hoe dat het beste gedaan kan worden. Familie, begeleiders en andere professionals moeten allemaal betrokken worden bij het opbouwen van het kennisframe. Iedereen is nodig om iemand met een verstandelijke beperking te helpen haar situatie te begrijpen. Hierbij is de rol van degenen die de persoon in het dagelijks leven ondersteunen (familie of begeleiders) bijzonder belangrijk. Alle betrokkenen moeten de kans krijgen om mee te helpen om degene met de verstandelijke beperking te ondersteunen bij het verwerken van het slechte nieuws en de nieuwe stukjes informatie, maar ze moeten ook van elkaar weten wie wat gedaan of gezegd heeft.

9.5.1 Wie wil hij bij zich hebben wanneer hij slecht nieuws krijgt?

De gemakkelijkste manier om daar achter te komen is het te vragen! Bijvoorbeeld:
- 'Ik ga met je praten over je ziekte. Wie wil je erbij hebben wanneer ik over je ziekte vertel?'
- 'Wil je erbij zijn wanneer ik over je ziekte vertel? Of wil je dat ik eerst met je moeder praat?'

Er zijn echter ook mensen met een verstandelijke beperking die gewoon overal 'ja' op zeggen of degene noemen die ze het laatst gezien hebben. In dat geval zul je de mensen die hem het beste kennen moeten betrekken bij de beslissing aan wie het verteld moet worden.
- 'Denk je dat hij erbij wil zijn wanneer ik de uitslagen van het onderzoek uitleg? Wie denk je dat hij bij zich wil hebben wanneer ik het hem vertel? Wie ondersteunt hem meestal wanneer hij moeilijk nieuws te horen krijgt?'

'Mijn moeder moet erbij zijn'
- 'Ik wil dat mijn moeder meegaat naar de dokter. Omdat ik er niks van snap van wat ze tegen me zeggen. Helemaal in de war wat ze zeggen. Stom.'
  Man met een verstandelijke beperking
- 'Als hij dood gaat, moet de dokter dat tegen hem zeggen. Maar mijn moeder moet er ook bij zijn, omdat zij het ook moet weten.'
  Vrouw met een verstandelijke beperking

9.5.2 Samenwerkingsverbanden opbouwen

Het delen van slecht nieuws over gezondheid is een driezijdig proces tussen de persoon met de verstandelijke beperking, het medische personeel en de familie. Als er ook begeleiders bij betrokken zijn, is het een vierzijdig proces. Het kan zelfs nog ingewikkelder worden als er nog meer professionals bij betrokken zijn, zoals een maatschappelijk werker of een orthopedagoog. Het is belangrijk dat al deze betrokkenen een samenwerkingsverband opbouwen. Dit gaat het gemakkelijkst als de betrokkenen elkaars verschillende rollen en relaties met de persoon met de verstandelijke beperking begrijpen en waarderen.

Mensen met een verstandelijke beperking hebben vaak een zeer hechte band met hun familie, vooral met hun ouders – ook als de familie niet echt betrokken is bij hun dagelijkse leven. Deze band kan duidelijker en belangrijker worden op momenten dat hun leven diepgaande veranderingen ondergaat – dood en sterven zijn de ultieme veranderingen. Professionals en begeleiders zijn de aangewezen personen om zulke banden te herkennen en ondersteunen en te luisteren naar de gezichtspunten van de verwanten.

Verder is het voor professionals met verschillende achtergronden belangrijk om uit te zoeken wat anderen wel of niet kunnen bieden. Weten artsen en verpleegkundigen wat begeleiders kunnen doen, tot op welke hoogte ze dingen kunnen uitleggen en ondersteuning kunnen bieden, en wat hun grenzen zijn? Weten begeleiders waarmee een palliatief verpleegkundig specialist kan helpen?

❯ Nadenkertjes

- Op wie heeft het slechte nieuws (naast de persoon in kwestie) ook impact?
- Wie zijn de belangrijke mensen in haar leven? Is er duidelijk sprake van een belangrijkste begeleider?
- Wie gaan haar helpen om het te begrijpen? Wie gaan haar ondersteunen?
- Wie zijn de belangrijke mensen in haar leven? Is er duidelijk sprake van een belangrijkste begeleider?
- Hoe kunnen anderen erbij betrokken worden om haar te helpen het te begrijpen? Welke rol spelen die anderen?
- Als het slechte nieuws het begripsvermogen van iemand te boven gaat of als het slechte nieuws iemand kan schaden, wie zijn dan de mensen die betrokken moeten worden bij beslissingen over wat het beste voor haar is?

Component 4: ondersteuning

De ontvangers van slecht nieuws ondersteunen
'Ik ben dan misschien wel de boodschapper van het slechte nieuws, maar ik ben al-weer weg wanneer de persoon in kwestie het nieuws begint te verwerken. Je moet ervoor zorgen dat hij goede ondersteuning heeft om hem daarbij te helpen.'
Verpleegkundige van wijkteam voor mensen met een verstandelijke beperking

De boodschappers van het slechte nieuws ondersteunen
'Het vraagt wel heel veel van een begeleider of een familielid om met slecht nieuws te moeten komen. Ze moeten echt ondersteund worden door een professional.'
Arts palliatieve zorg van een hospice

10.1   Niemand kan zonder ondersteuning

Zoals we gezien hebben, zijn er veel mensen betrokken bij slechtnieuwssituaties, niet uit-sluitend de brenger van het slechte nieuws plus degene met de verstandelijke beperking. Iedereen heeft ondersteuning nodig in zo'n situatie, anders kunnen ze de betrokkene ook niet goed tot steun zijn.

Er is niet alleen ondersteuning nodig als het slechte nieuws net verteld is, maar gedu-rende het gehele proces. Elke groep mensen die bij de slechtnieuwssituatie betrokken is heeft zijn eigen specifieke behoefte aan ondersteuning. Het is de moeite waard na te gaan wat deze verschillende behoeften zijn – op dit moment, maar zeker ook daarna.

10.2   Familie

'Ik wilde vooral een luisterend oor'
- 'Wat ik nodig had was een luisterend oor, maar ik moest ook weten wat er met mijn dochter ging gebeuren. Ik moest weten wat de kanker ging doen.'
  Moeder van een aan kanker gestorven vrouw met een verstandelijke beperking
- 'Wat ik nou fijn zou vinden is iemand die aan het ziekenhuis verbonden is en die er zou zijn om naar me te luisteren. Hoe ik me voel, wat mijn gevoelens zijn. En die me dan ook kan helpen met hoe ik mijn zoon de feiten kan uitleggen.'
  Vader van een man met een verstandelijke beperking
- 'Ik had het heel zwaar toen mijn vader stierf. En ik kon er niet tegen om met mijn zoon over hem te praten. Mijn zoon was zo hecht met zijn opa. Ik dacht dat als ik over opa ging praten ik *zelf* overstuur zou raken en dat mijn zoon daardoor ook van slag zou raken. Het was dus gemakkelijker om het maar niet te doen. Mijn zoon begrijpt woorden, maar hij praat nooit, dus hij heeft nooit vragen gesteld. Ik weet niet of ik het goed gedaan heb. Ik denk dat ik misschien wel met m'n zoon

> had moeten praten, maar ik wist niet hoe en ik wist ook niet wie ik om hulp had
> kunnen vragen.'
> *Moeder van een man met een verstandelijke beperking*

Van alle betrokkenen heeft de familie misschien wel de grootste behoefte aan ondersteuning. Wat de aard van het slechte nieuws ook is, de kans is groot dat het henzelf ook treft.
Omgaan met het feit dat je zus binnenkort dood zal gaan is moeilijk genoeg – je zus helpen
dit zelf te begrijpen en ermee om te gaan kan vrijwel ondraaglijk zijn. De dood van je echtgenoot betekent dat je zoon zijn vader verliest – hoe help je hem dit verlies te verwerken
terwijl je er zelf mee worstelt? Het kan hartverscheurend zijn om iemand van wie je houdt
te zien worstelen met de veranderingen in zijn leven.

Familieleden hebben verschillende soorten ondersteuning nodig. Als ze actief helpen om
de persoon met een verstandelijke beperking zijn situatie te laten begrijpen, kunnen ze niet
zonder kennis en praktische ondersteuning. Ze hebben geruststelling en hulp nodig om te
begrijpen hoe mensen met slechtnieuwssituaties omgaan en wat de effecten kunnen zijn van
het wel of niet vertellen van het slechte nieuws. Het belangrijkste is misschien wel dat ze een
luisterend oor hebben: iemand die hun gevoelens, emoties en zorgen probeert te begrijpen.

Afhankelijk van de aard van het slechte nieuws hebben bepaalde professionals een
duidelijke rol bij het verschaffen van informatie. Medisch personeel dient informatie over
ziekte en behandeling te geven, maatschappelijk werkers kunnen informatie over bijvoorbeeld verhuizen geven, maar alle betrokken professionals kunnen emotionele en sociale
ondersteuning geven.

10.3 De begeleiders

'Ik was de steunpilaar, maar kon zelf ook hulp gebruiken'
- 'Omdat ik er sterk uitzie en me meestal goed kan redden, denk ik dat de mensen er
  gewoon van uitgaan dat ik alles aankan.'
  Begeleider
- 'Een van onze cliënten is thuis overleden en het was een mooie dood. Maar een paar
  maanden later werd ik in verband met een doctoraalstudie ondervraagd over m'n
  ervaringen en was ik het hele gesprek in tranen. Ik had me niet eerder gerealiseerd
  wat voor impact die ervaring had gehad. Als manager was ik de steunpilaar voor de
  familie, cliënten en begeleiders, maar ik had niet echt goed voor *mezelf* gezorgd.'
  Manager van een woonvoorziening
- 'Ik ben degene die met de familie moet praten, maar de artsen vertellen mij niet
  alles. Ze geven me maar mondjesmaat informatie en vragen dan of ik het aan de
  familie wil doorgeven… maar ik moet het voor mezelf ook weten. Ik moet dingen
  kunnen plannen, ik moet weten wat er gaat gebeuren.'
  Manager van een woonvoorziening
  Uit: Living with Learning Disabilities, Dying with Cancer *(Tuffrey-Wijne, 2010, p. 149).*

Het is te simpel om ervan uit te gaan dat personeel dat werkt in de zorg voor mensen met een verstandelijke beperking (professionals, per slot van rekening) weet hoe ze met slechtnieuwssituaties moeten omgaan. Velen van hen komen niet geregeld dergelijke situaties tegen, en dergelijke situaties kunnen zorgwekkend of zelfs beangstigend voor ze zijn. Personeel in ziekenhuizen en hospices zijn gewend aan ziekte, dood en verlies, en hebben meestal wel een manier ontwikkeld om daarmee om te gaan, maar dat geldt niet voor de meeste begeleiders van mensen met een verstandelijke beperking. Met name niet of nauwelijks opgeleid personeel (inclusief stagiairs, bijvoorbeeld) kan het moeilijk hebben. Ze zijn soms nog jong en hebben niet alleen weinig werkervaring, maar ook weinig persoonlijke ervaring met dood en verlies. Ze kunnen overweldigd raken door zorgen over de dood: 'Ik hoop dat hij er mij niets over vraagt', 'ik hoop dat hij niet tijdens *mijn* dienst doodgaat.'

Begeleiders krijgen waarschijnlijk de meeste vragen. Om goed antwoord te kunnen geven hebben zij andere professionals nodig. Zij moeten ook weten dat ze vragen mogen beantwoorden en hebben richtlijnen nodig over hoe ze dat moeten doen. Er kan een beroep worden gedaan op verpleegkundigen, maatschappelijk werkers en logopedisten in de zorg rond verstandelijk beperkten om iemand een slechtnieuwssituatie te helpen begrijpen. Zij hebben daarom een goed inzicht in het slechte nieuws nodig zodat ze dit kunnen 'vertalen' in een communicatiemethode die de persoon met de verstandelijke beperking kan begrijpen.

Ga er echter niet van uit dat alleen de familie en de vrienden van slag zijn. Mensen met een verstandelijke beperking hebben vaak een sterke band met de mensen om hen heen, en ook begeleiders kunnen diep getroffen worden. Ze kennen hun cliënt vaak al jarenlang en kunnen erg verdrietig zijn als hij een dodelijke ziekte krijgt, naar een andere instelling moet verhuizen of een ouder verliest. Iedereen die in de zorg voor mensen met een verstandelijk beperking werkt, dient ondersteund te worden bij het verwerken van de eigen emoties, en wel op een manier die tegemoet komt aan hun eigen behoeften. Hun managers hebben daarbij de verantwoordelijkheid om ervoor te zorgen dat die ondersteuning er is.

10.4   Gespecialiseerd personeel in de gezondheidszorg

'Ik heb onvoldoende zelfvertrouwen'
'Ik heb onvoldoende zelfvertrouwen om zelf slecht nieuws te brengen want ik heb geen ervaring met mensen met een verstandelijke beperking. Ik roep dus graag hulp in van een deskundige, zoals de orthopedagoog of de AVG-arts om me te ondersteunen.'
Verpleegkundige palliatieve zorg in een hospice

Veel professionals in de algemene gezondheidszorg weten niet goed hoe ze moeten omgaan met mensen met een verstandelijke beperking, of hoe ze aan hun specifieke behoeften tegemoet kunnen komen. Personeel in de zorg voor mensen met een verstandelijke beperking kan huiverig zijn voor het slechte nieuws en zorgverleners in algemene instellingen hebben soms geen idee wat ze aanmoeten met mensen met een verstandelijke beperking. Dat betekent niet dat artsen en verpleegkundigen in de algemene gezondheidszorg het slechtnieuwsgesprek moeten overlaten aan de familie of begeleiders. Ze kunnen juist van hen leren hoe je het beste kunt communiceren met iemand met een verstandelijke beperking, hoe ze hem het beste kunnen benaderen en hoe ze zijn begripsvermogen kunnen inschatten. Managers kunnen hun medewerkers daarnaast ondersteunen door de samenwerking tussen verschillende beroepsgroepen te stimuleren.

10.5 De nieuwe richtlijnen zijn een startpunt, geen eindproduct

Ik hoop dat deze richtlijnen nuttig zijn in de praktijk. Ik zie ze als een startpunt, het begin van een proces van ontdekken van wat in de dagelijkse praktijk wel en niet werkt. Ze zijn niet in beton gegoten en worden hopelijk verder ontwikkeld door de mensen die ze gebruiken. Hoe meer mensen nadenken over hoe je slecht nieuws het beste kunt overbrengen en hoe meer onderzoek er op dit gebied wordt uitgevoerd, des te beter.

> **Nadenkertjes**
> — Wat heb jij zelf nodig? Kun je dit specifiek benoemen? Gaat het jou om informatie, emotionele ondersteuning, iemand om mee te praten, praktische hulp? Als jij zelf weet wat je nodig hebt is het gemakkelijker om dat ook te krijgen.
> — Aan wie kun je hulp en ondersteuning vragen? Het kan zijn dat je het één bij de één en het ander bij een ander moet halen.
> — Wie zijn er nog meer bij de slechtnieuwssituatie betrokken? Wat denk je dat zij aan ondersteuning nodig hebben? Wie kan aan die behoeften voldoen?
> — Lukt het je om vanuit het perspectief van een ander over de situatie na te denken?

Deel 3 De richtlijnen gebruiken

Hoe delen we kennis in stukjes op?

> **Karins vader heeft longkanker en is terminaal**
> Karin van Hilten is 23 jaar en woont thuis bij haar ouders. Zes maanden geleden is bij
> haar vader longkanker geconstateerd, hij heeft nu nog maar enkele weken te leven.
> Hij wil thuis sterven. De palliatief verpleegkundige van het plaatselijke hospice komt
> regelmatig langs voor symptoombestrijding en ondersteunt Karins familie. De wijk-
> verpleegkundige komt dagelijks langs om te helpen met zijn verpleegkundige zorg.
> Karins ouders vinden het belangrijk dat Karin er zo veel mogelijk bij betrokken wordt
> en geholpen wordt om de situatie te begrijpen. Het slechte nieuws is samen te vatten
> als: 'papa gaat dood'.

Slecht nieuws is nooit eenvoudig. Het feit dat Karins vader gaat sterven heeft de afgelopen
tijd al dingen in haar leven veranderd en is de oorzaak van nog meer veranderingen in
haar heden en toekomst. Het is niet genoeg om tegen Karin te zeggen: 'Je vader gaat dood.'
Kennis over de situatie, waaronder het feit dat hij stervende is, zal in kleine stukjes moeten
worden verdeeld. Dit kan ons helpen inzien wat Karin al begrijpt, wat ze *nu* moet begrijpen, wat ze zal moeten begrijpen naarmate de tijd (en haar vaders ziekte) voortschrijdt,
en wat ze waarschijnlijk helemaal nooit zal begrijpen. Door eerst vast te stellen wat Karins
'kennisbasis' is, haar huidige kennisframe, wordt het gemakkelijker om in te schatten welke
nieuwe stukjes kennis toegevoegd kunnen worden om haar volledig te doen begrijpen dat
haar vader stervende is. Dat kan ons ook helpen in te zien *wanneer* Karin waarschijnlijk
begrijpt dat haar vader stervende is: nu, wanneer het gebeurt, pas nadat hij overleden is,
of nooit – al is dat laatste onwaarschijnlijk. Ook al kan ze niet bevatten dat hij overleden is
dan nog begrijpt ze waarschijnlijk wel dat hij uit haar leven verdwenen is.

Kennis kun je opdelen in stukjes en vervolgens onderbrengen in een van de volgende
drie categorieën:
1. Achtergrondkennis.
2. Wat gebeurt er *nu*?
3. Wat gaat er in de toekomst gebeuren?

11.1 Achtergrondkennis

Achtergrondkennis is al datgene wat iemand al weet. Dat kan gaan om feitelijke kennis,
maar ook om concepten of percepties, inclusief logica die voor anderen niet altijd klop-
pend is (bijvoorbeeld 'alle honden bijten'; 'mijn vader blijft altijd leven'). Achtergrondkennis bestaat uit het volgende:
- *Hoe zit de wereld in elkaar?* Mijn moeder neemt alle beslissingen voor mij; gewoonten
  kunnen veranderen; mensen wisselen weleens van baan; ooit ga ik van school.
- *Wat is ziekte, dood, ons lichaam, werk?* Iedereen gaat een keer dood; van kanker ga je
  altijd dood; wanneer mensen groot zijn, gaan ze het huis uit; politieagenten helpen je
  als je verdwaald bent.

— *Wat is er in mijn leven allemaal gebeurd?* Oma is al lang niet meer bij ons op bezoek geweest; mijn zus is uit huis gegaan toen ze naar de universiteit ging; er is veel personeel verdwenen; tante Marie had kanker en is nu dood.

— *Hoe voel ik me, hoe voelt de ander zich?* Mijn moeder moet vaak huilen; ik was misselijk; mijn zus vond het fijn om naar haar nieuwe flat te verhuizen.

— *Tijdsbesef.* Hij is op mijn verjaardag geweest; op zondag gaan we naar de kerk.

— *Hoe zie ik de wereld?* Ik vertrouw mijn familie; ziekenhuizen zijn rotplekken.

Vaak denken we te weten wat iemands achtergrondkennis is. Als Karin wordt verteld dat haar vader stervende is, wordt ervan uitgegaan dat:

— Karin weet wat sterven betekent.

— Karin weet dat iedereen dood gaat.

— Karin weet dat haar vader ziek is.

— Karin begrijpt dat hij niet nu onmiddellijk zal sterven.

In ❏ figuur 11.1 staan mogelijke stukjes achtergrondkennis in de situatie van Karin.

Karins familie, begeleiders en professionals moeten zich afvragen: over welke informatie beschikt Karin al? Hoe meer achtergrondkennis Karin heeft, des te waarschijnlijker is het dat ze overweg kan met nieuwe stukjes informatie.

11.1.1 Aanvullen van ontbrekende achtergrondkennis

Als er stukjes achtergrondkennis ontbreken, kan het nodig zijn die eerst aan te reiken – uiteraard in die stukjes die de persoon in kwestie begrijpt.

— 'Je moet aan de nierdialyse' is wartaal voor iemand die nog nooit van nieren of dialyse gehoord heeft. 'Je bent ziek en je moet naar het ziekenhuis voor een behandeling' is mogelijk begrijpelijker.

— 'In wat voor soort huis wil je gaan wonen?' is een onbegrijpelijke vraag voor iemand wiens familie altijd alles voor hem beslist, of voor iemand die niet weet dat verhuizen mogelijk is of wat de keuzemogelijkheden zijn.

11.1.2 Wat is van invloed op achtergrondkennis?

Hoeveel achtergrondkennis iemand heeft, wordt beïnvloed door intellectueel vermogen, levenservaring en kijk op de wereld.

- **Intellectueel vermogen**

Iemand met een ernstige verstandelijke beperking kan zo weinig achtergrondkennis hebben dat bepaalde nieuwe stukjes informatie geen betekenis voor haar hebben. Er is geen kennisframe waar die nieuwe informatie in past. Ze heeft misschien helemaal geen idee wat 'doodgaan' is, waardoor het nieuws dat oma dood is in eerste instantie weinig effect

Van kanker kun je dood gaan	Iedereen gaat een keer dood	Elke kanker is anders	Mijn moeder gaat niet meer naar haar werk
Mijn vader zorgt altijd voor me	Gewoonten kunnen veranderen	Mijn moeder weet alles	Verpleegkundigen maken zieke mensen beter
Mijn vader was met de kerst nog goed	Als je niet eet, ga je dood	Mijn vader lag veel in bed	Mijn vader is afgevallen

▣ Figuur 11.1   Stukjes mogelijke achtergrondkennis van Karin.

heeft: er is immers geen koppeling met haar bestaande kennis of haar huidige ervaring. Ze merkt misschien dat oma er niet is, maar begrijpt (nog) niet dat dit permanent is.

- **Levenservaring**

Een soortgelijke ervaring eerder meegemaakt hebben leidt tot levenservaring. Dit heeft enorme invloed op iemands achtergrondkennis. Iemand die het in het verleden heeft uitgemaakt met zijn vriendin, begrijpt eerder wat er gebeurt als hij de bons krijgt van zijn huidige vriendin. Iemand van wie de moeder na een ziekte gestorven is, begrijpt eerder dat zijn zieke vader ook wel eens zou kunnen sterven. Het is overigens goed je te realiseren dat mensen met een verstandelijke beperking vaak meer ervaring met de dood hebben dan hun leeftijdgenoten zonder verstandelijke beperking. Zoals een moeder zei: 'Op de school voor speciaal onderwijs waar mijn dochter zat, was zoveel verlies te verwerken. Ik denk dat daar wel tien jonge mensen zijn overleden.'

- **De kijk op de wereld, inclusief spirituele opvattingen**

Iemand zonder geloofsachtergrond begrijpt mogelijk niet wat het betekent dat 'je vader naar de hemel gegaan is'. Iemand die denkt dat verpleegkundigen altijd iemand beter maken, begrijpt mogelijk niet dat haar vader zieker wordt, ondanks dat de verpleegkundige elke dag langskomt. Iemand die altijd met haar broers en zussen in een stabiel gezin heeft gewoond, vindt het moeilijker te bevatten dat haar zus verhuisd is.

De invloed van soapseries en andere tv-programma's of het publieke leven van beroemdheden is overigens ook enorm groot. Bij veel mensen met een verstandelijke beperking hebben deze beelden over hartzeer, scheiding, ziekte en dood een sterke invloed op hun blik op het leven. Zulke achtergrondkennis hoeft niet per se te kloppen. Als een beroemdheid aan longkanker sterft, kan iemand met een verstandelijke beperking dat als een onvermijdelijke keten van gebeurtenissen zien: van roken krijg je altijd kanker en van kanker ga je altijd dood. Ingrijpende gebeurtenissen in het nieuws of in de popcultuur kunnen een goede gelegenheid zijn om met mensen met een verstandelijke beperking moeilijke onderwerpen uit te diepen en er hun achtergrondkennis mee uit te breiden.

Mijn moeder huilt steeds	Die verpleegkundige komt telkens maar bij ons thuis	Mijn vader slaapt de hele tijd	Het bed van mijn vader staat beneden
Mijn vader eet niet veel	Mijn broer logeert bij ons	Ik ben in de war	Ik ben bang
De mensen zijn extra aardig tegen me	Mijn vader heeft longkanker	Ik wil dat mijn vader opstaat	Ik vind al die veranderingen niet leuk

◘ **Figuur 11.2** Stukjes kennis van Karin over 'wat er nu gebeurt'.

11.2 Wat gebeurt er nu?

Stukjes informatie over 'wat er op dit moment gebeurt' zijn het eenvoudigst uit te leggen en te begrijpen. Ieders kennisframe bevat wel informatie over wat er op dit moment gebeurt – ook al is het niet meer dan 'ik heb honger' of 'iemand schreeuwt tegen mij'.

In ◘ figuur 11.2 staan enkele voorbeelden van mogelijke stukjes kennis over 'wat er nu gebeurt' in de situatie van Karin.

Mensen met een ernstige verstandelijke beperking hebben over het algemeen zeer weinig achtergrondkennis en zijn niet in staat veel informatie over de toekomst te begrijpen. Het enige dat ze misschien wel begrijpen is wat er nu, op dit moment, gebeurt. Ingewikkelde of abstracte informatie ('vader heeft longkanker') is moeilijk te bevatten. Om iemand met een ernstige verstandelijke beperking te helpen bij het snappen van nieuwe informatie, moet die informatie worden opgedeeld in stukjes informatie over 'wat er nu gebeurt'. Dit betekent dat ingewikkelde informatie of informatie over iets wat in de toekomst gebeuren gaat, veel geleidelijker en pas na verloop van tijd begrepen gaat worden. Het effect van het nieuws moet de betrokkene in het hier-en-nu kunnen ervaren. Je kunt iemand helpen bij het begrijpen van slecht nieuws door te proberen haar de veranderingen te laten ervaren. Dat is precies wat de begeleiders met Carlina Pacelli deden (zie ► H. 7), toen ze haar meenamen om haar overleden vader te zien en bij haar moeder (als weduwe) op bezoek te gaan.

11.3 Wat gaat er in de toekomst gebeuren?

Informatie over de toekomst is moeilijker te begrijpen dan informatie over het nu. Hoeveel stukjes informatie over de toekomst iemand begrijpt, wordt beïnvloed door:

- intellectueel vermogen;
- vermogen tot abstract denken;
- tijdsbesef.

Mijn vader wordt niet meer beter	Mijn vader gaat dood	Ik blijf naar mijn club gaan	Ik ga zo vaak mogelijk naar mijn vader
Mijn vader wordt te ziek om met me te praten	We gaan de begrafenis van mijn vader regelen	Mijn moeder gaat voor mij zorgen	We worden erg verdrietig
Mijn vader moet misschien naar het ziekenhuis	De verpleegkundigen komen vaker langs	Er komen heel veel familieleden en vrienden op bezoek	Mijn moeder gaat niet dood

◘ **Figuur 11.3**   Stukjes kennis van Karin over 'wat er in de toekomst gaat gebeuren'.

In ◘ figuur 11.3 staan enkele voorbeelden van stukjes kennis over 'wat er in de toekomst gaat gebeuren' in de situatie van Karin.

Niemand – verstandelijk beperkt of niet – kan echter alle mogelijke stukjes kennis over de toekomst weten en begrijpen.

11.3.1 **Een onzekere toekomst**

Het kan bijzonder ingewikkeld worden als de toekomst onzeker is. In Karins situatie kon niemand weten hoe lang haar vader nog te leven had – dat kon een paar dagen zijn maar ook een paar maanden. Er zijn mensen die goed met een onzekere toekomst kunnen omgaan ('we weten niet wanneer je gaat verhuizen'; 'we weten niet naar welke school je zult gaan'; 'we weten niet of de behandeling gaat werken'; 'we weten niet wanneer je vader zal sterven'), maar er zijn ook mensen die dat niet kunnen. Die laatsten kun je beter alleen die stukjes informatie geven waarvan je zeker bent ('je gaat van school'; 'je krijgt een behandeling'; 'je vader komt nooit meer uit bed').

Waar verhuizen we naartoe?
Een organisatie die woonzorg bood voor mensen met een verstandelijke beperking moest diverse woonvoorzieningen sluiten als gevolg van veranderingen in financiering en lokaal beleid op het gebied van zorgvoorziening, een beleid dat nu meer gericht ging worden op begeleid wonen in kleinere eenheden. De cliënten werden geholpen na te denken over hun leven, hun hoop en hun toekomstwensen. Er was echter geen zekerheid over welke woonvormen beschikbaar zouden zijn, noch over de vraag of er geld zou zijn voor wat de cliënten het liefst zouden willen. Op een bepaald moment leek het erop dat de gemeenteraad het beleid terug wilde draaien en de woonvoorzieningen toch open wilde houden. Deze onzekerheid – al moeilijk genoeg voor het personeel – maakte het erg lastig om te weten hoeveel er moest worden uitgelegd aan de cliënten. Veel van hen konden slecht omgaan met langdurige onzekerheid en hadden duidelijkheid nodig.

11.3.2 Tot hoever moet je iemand helpen om te proberen de toekomst te begrijpen?

Als je moet beslissen of het belangrijk, noodzakelijk of nuttig is dat Karin enkele stukjes informatie over de toekomst begrijpt, is het zinvol na te denken over de gevolgen die het nieuws voor haar zal hebben: vandaag, morgen, over een week, over een maand, over een jaar…, en haar te helpen dat stukje bij beetje te begrijpen. Als haar concept van toekomst niet verder reikt dan één dag, dan heeft het weinig zin om haar te vertellen wat er over een paar weken gaat gebeuren.

Het is ook de moeite waard na te gaan wat de gevolgen zijn als ze *niet* geholpen wordt het te begrijpen. Praten over begrafenissen kan bijvoorbeeld verdriet veroorzaken (en ook al vindt Karin het niet moeilijk, dan kan het goed zijn dat haar ouders er wel moeite mee hebben), maar meehelpen met het uitkiezen van de muziek en de bloemen voor de uitvaart kan Karin later veel troost bieden en haar helpen in haar rouw.

Vergeet niet dat er mensen zijn die informatie over de toekomst best kunnen begrijpen, maar die informatie liever niet willen weten – net zoals dat bij mensen zonder verstandelijke beperking het geval kan zijn.

Ik heb expres niet beschreven in welke mate Karin een verstandelijke beperking heeft omdat dat het gevaar met zich meebrengt dat je dan onbewust al uitgaat van wat ze wel of niet zal kunnen begrijpen. Het is belangrijk dat je ieders kennisbasis individueel beoordeelt. Verstandelijk vermogen is niet noodzakelijkerwijs de belangrijkste indicator van hoeveel iemand weet. Levenservaring en de manier waarop familie, vrijwilligers, begeleiders en professionals iemand helpen begrijpen wat er aan de hand is, kan even belangrijk zijn – soms zelfs belangrijker.

❯ **Nadenkertjes**
- **Wat is het slechte nieuws precies?**
- **Hoe kun je dat in kleinere stukjes opdelen?**
- **Welke achtergrondkennis heeft iemand nodig om de verschillende stukjes kennis te begrijpen?**
- **Kun je haar helpen begrijpen wat er nu, op dit moment, gebeurt? Hoe?**
- **Welke onderdelen van het slechte nieuws gaan over de toekomst?**
- **Is ze in staat stukjes kennis over de toekomst te begrijpen?**
- **Wil ze informatie over de toekomst wel weten?**

Wanneer kunnen we beginnen kennis op te bouwen?

12.1   Achtergrondkennis opbouwen

Zoals we gezien hebben, bepaalt iemands kennisframe in hoeverre en hoe snel hij geholpen kan worden bij het begrijpen van nieuwe informatie. Om erachter te komen wat zijn bestaande kennisbasis is, is het nuttig om het volgende uit te zoeken:

— Hoeveel achtergrondkennis heeft hij?
— Klopt die achtergrondkennis?
— Hoe gemakkelijk kan hij zijn achtergrondkennis opfrissen, onthouden en gebruiken?

Achtergrondkennis bouw je je leven lang op. Het is nooit te vroeg om daarmee te beginnen. Het zou goed zijn om al voordat er sprake is van slecht nieuws een solide kennisbasis op te bouwen. Om iemand te helpen omgaan met mogelijk toekomstig verlies, zou je bijvoorbeeld het volgende kunnen doen:

— thuis of op een cursus voorlichting geven over overlijden;
— hem meenemen op bezoek bij oma voordat ze overlijdt;
— begrafenissen bijwonen van mensen die geen directe familie of goede vrienden zijn, zodat hij al enige ervaring met begrafenissen opdoet voordat er een goede vriend overlijdt;
— rituelen houden als er een huisdier sterft;
— praten met vrienden en familieleden die een verlies te verwerken hebben;
— voorvallen op tv en in het nieuws gebruiken om ingrijpende gebeurtenissen te bespreken;
— levensboeken gebruiken.

'Mijn dochter erop voorbereiden dat ik ooit dood zal gaan'
'Ik moet Sheila erop voorbereiden dat ik dood ga. Daar gebruik ik de hond voor! Ik zeg tegen haar: "Kijk, de hond wordt oud, misschien gaat ze wel gauw dood." De volgende dag moesten Sheila en ik naar een begrafenis en naderhand zei ik tegen haar: "Als ik dood ben, wil ik gecremeerd worden." Waarop ze zei: "Maar je gaat nog niet dood."'
Moeder van een vrouw met een matige verstandelijke beperking

12.1.1 Kennis opbouwen kost tijd

Het opbouwen van een kennisframe kan heel lang duren en soms is het een pijnlijk proces van 'door ervaring wijs worden'.

Leren dat je niet van elke ziekte doodgaat
Stefan Petrescu was een jonge man met een matige verstandelijke beperking die thuis bij zijn ouders woonde. Toen zijn vader problemen met zijn gezondheid kreeg waarvoor hij een jaar lang regelmatig moest worden opgenomen, raakte Stefan overstuur en zei hij steeds: 'Hij gaat dood, hij gaat dood!' Zijn ouders probeerden hem keer op

keer uit te leggen dat zijn vader geen dodelijke ziekte had, dat hij weer thuis zou komen en dat alles goed zou komen, maar het hielp niet: Stefan was ervan overtuigd dat je in een ziekenhuis zomaar dood kon gaan. Alleen door alle ziekenhuisopnames van zijn vader mee te maken en door te zien dat zijn vader na een jaar echt weer beter was, was Stefan in staat zijn beeld van ziekte en ziekenhuizen bij te stellen.

12.1.2 Vooruitlopen op naderende veranderingen

Soms kun je op naderende veranderingen in iemands leven anticiperen en op bewuste en weloverwogen wijze beginnen met het opbouwen van zijn kennisframe. In het volgende voorbeeld wist het personeel van een hospice dat de kans bestond dat Patrick op zekere dag in het hospice moest worden opgenomen. Ze bereidden hem daarop voor door hem op een creatieve wijze alvast bekend te maken met het hospice.

De linnenkar
Patrick O'Reilly was een 59-jarige man met een ernstige verstandelijke beperking. Er werd maagkanker bij hem geconstateerd en drie jaar later werd hij doorverwezen naar het team voor palliatieve zorg. Zijn bejaarde moeder had al laten weten dat ze niet wilde dat hij thuis zou sterven. Het team begon een relatie met hem op te bouwen door hem wekelijks uit te nodigen bij de dagzorg van het hospice. Het duurde een paar maanden voordat hij op het personeel en de andere patiënten reageerde, maar de lunch vond hij heerlijk. Uiteindelijk vroeg het personeel of hij hen kon helpen de linnenkar te duwen bij het verschonen van het beddengoed in de kamers van het hospice. Dit was een weloverwogen zet om hem te helpen vertrouwd te raken met het gehele hospice, en hij leek het graag te doen. Zijn familie was in de veronderstelling dat hij niet begreep wat een hospice was en dat hij dit gewoon een leuke dagbesteding vond, leuker zelfs dan zijn vorige dagbesteding. Twee jaar later, toen hij een periode met acute pijn doormaakte, werd hij een week in het hospice opgenomen om zijn klachten onder controle te brengen. Patrick was inmiddels zo vertrouwd met het hospice en het personeel dat hij al snel gewend was. Daarna werd hij nog een aantal keren kort opgenomen voordat hij de laatste paar weken van zijn leven in het hospice doorbracht.

12.2 Wanneer kun je iemand het beste helpen de toekomst te begrijpen?

Beslissen wanneer en hoe je iemand moet helpen om de toekomst te begrijpen is een uitermate individueel proces. Sommige mensen, zoals Stefan uit het voorbeeld, leren vrijwel uitsluitend door ervaring, al kan herhaaldelijke mondelinge uitleg die evaring bekrachtigen.

Bij anderen is het beter te wachten tot de 'toekomst' het 'nu' wordt. Voor weer anderen is het belangrijk om de situatie eerder te begrijpen, zodat ze erop voorbereid zijn en er volledig bij betrokken kunnen worden.

Sommige mensen willen niet vooraf weten dat er een verandering aan zit te komen omdat ze er helemaal door in beslag zouden worden genomen en zich er te veel zorgen over zouden maken. De meeste mensen kunnen echter beter met veranderingen omgaan als ze erop voorbereid zijn. Als Karin van Hilten (uit ▶ H. 11) nooit verteld zou zijn dat haar vader stervende was en als zijn dood dus een plotselinge gebeurtenis voor haar was, dan zou het veel moeilijker zijn geweest om het te verwerken. Immers, 'de waarheid niet vertellen' betekent niet dat de waarheid verdwenen is. Vraag jezelf af of het echt een optie is om iemand te beschermen tegen de waarheid; hoe ga je haar ondersteunen wanneer de waarheid uiteindelijk tot haar doordringt?

In het geval van Karin van Hilten wil ik twee mogelijke scenario's voorleggen.

Scenario 1: Karin wordt alleen geholpen bij het hier-en-nu

Stel je voor: Karin is iemand met een slecht tijdsbesef die zich het beste voelt met vast-staande feiten en zekerheden. Ze ziet dat haar vader erg ziek is en raakt van slag door de veranderingen. Zijn bed staat beneden in de woonkamer, wat ze maar niks vindt. Bedden horen in slaapkamers te staan. Karins moeder legt uit dat haar vader te zwak is om trap te lopen en dat zijn bed daarom voortaan in de woonkamer moet staan om-dat hij ook niet meer sterker wordt. Ze legt niet uit dat dit maar voor een paar weken is omdat haar vader stervende is.

In de daaropvolgende weken wordt Karin aangemoedigd om te helpen bij de zorg voor haar vader. Naarmate hij zwakker wordt, worden de veranderingen in eenvoudige bewoordingen door haar familie en de verpleging uitgelegd: 'Papa kan niet meer naar de wc lopen en daarom heeft hij een postoel nodig.'; 'Papa kan nu niet uit bed komen, hij kan dat nooit meer.' Ze helpen haar ook om haar eigen emoties en die van anderen te begrijpen. Op een dag ziet Karin dat haar moeder huilt en te veel van streek is om zelfs nog met haar te kunnen praten. De verpleegkundige legt dat uit: 'Je moeder is erg verdrietig omdat je vader zo ziek is. Ze vindt het erg dat hij nooit meer beter wordt.' Later, nadat de verpleegkundige vertrokken is, geeft Karin haar moeder een knuffel en zegt: 'Ik ben verdrietig.' Ze vraagt: 'Gaat papa dood?' Haar moeder antwoordt: 'Ja, maar nu nog niet.' Wanneer Karin vraagt wanneer haar vader doodgaat, zegt haar moeder: 'Dat weet ik niet.'

De verpleegkundige van het hospice vertelt de familie wanneer het stervensproces begonnen is. Karins vader is afwisselend wel en niet bij bewustzijn en heeft naar ver-wachting niet meer dan een paar dagen te leven. Op dat moment wordt Karin verteld: 'Je vader is aan het doodgaan.' De moeder en de broer van Karin zijn veel aan het bed te vinden, en Karin gaat er ook vaak bij zitten.

Karin zit op school wanneer haar vader overlijdt. Haar broer komt naar school om het haar te vertellen en neemt haar mee naar huis. Ze is heel erg van streek wanneer ze haar vader ziet, ze schudt aan hem en roept herhaaldelijk: 'Word wakker, word wak-ker!' Iemand van school met wie ze een goede band heeft, is met haar meegekomen en ondersteunt haar – haar familie is daarvoor te zeer van slag.

Karin wordt volledig bij de begrafenis betrokken. In de daaropvolgende maanden praat het gezin vaak over vader.

Scenario 2: Karin helpen bij het hier-en-nu, maar ook bij de toekomst

Stel je voor: Karin is iemand die de toekomst kan begrijpen en zich meestal het beste redt als ze weet wat er gaat gebeuren. Karin weet al dat haar vader longkanker heeft omdat haar familie (ook haar vader zelf) en de verpleegkundigen haar dat uitgelegd hebben. Toen ze zes maanden geleden aan haar vader vroeg of hij dood zou gaan, antwoordde hij: 'Ja. Deze kanker is heel slecht en ik ga eraan dood. Maar ik weet niet wanneer.' Haar familie had ook uitgelegd dat ze het de komende maanden zo fijn mogelijk wilden maken met vader samen. Haar moeder had met haar gesproken over wat ze fijn vond als ze bij haar vader was en wat ze dan graag met hem deed. Karin zei dat ze graag met hem naar het strand ging. Daarom waren ze die zomer in de vakantie een week naar zee geweest en hadden ze Karin uitgelegd dat dit een bijzondere vakantie was omdat het haar vaders laatste zou zijn.

Een paar maanden voordat hij overleed, praatte Karins vader met haar over zijn begrafenis. Hij vroeg haar welke muziek ze het mooist vond en samen schreven ze op wat hij wilde. Hij vroeg haar ook of ze als herinnering aan hem iets van zijn spullen wilde hebben. Karin zei dat ze zijn horloge wel heel mooi vond, maar dat hij het zelf moest houden tot hij dood was omdat hij anders niet zou weten hoe laat het was.

Wanneer duidelijk wordt dat haar vader zijn laatste weken ingegaan is, vertellen de verpleegkundigen (met hulp van haar moeder) aan Karin dat haar vader nu zo ziek is dat hij in bed moet blijven en dat het niet meer beter met hem zal gaan. Karin vraagt niet of haar vader nu doodgaat en de verpleegkundige zegt: 'We denken dat je vader niet lang meer te leven heeft. We denken dat hij gauw doodgaat.' Karin zegt niets, maar later die avond vraagt ze haar moeder: 'Wanneer gaat papa dood?' Haar moeder antwoordt: 'De zusters weten het niet precies. Binnen een paar weken, denken ze.'

Karin besluit om niet naar school te gaan omdat ze thuis bij haar vader wil zijn als hij sterft. Dat wordt goed gevonden. Karin helpt haar moeder en de verpleegkundigen om voor haar vader te zorgen, maakt drinken klaar en koopt bloemen voor bij zijn bed.

Karins vader overlijdt een week later in het bijzijn van zijn vrouw, dochter en zoon. Bij de begrafenis draagt Karin haar vaders horloge en laat het aan alle familieleden en vrienden zien.

We kunnen niet zeggen of het ene scenario beter is dan het andere. In beide scenario's wordt Karin geholpen om met de veranderingen in haar leven om te gaan. Hoe ze geholpen wordt en in welke mate voortgebouwd wordt op haar kennisframe hangt af van haar behoeften en die van haar familie. Dat het in beide scenario's zo goed uitpakte kwam doordat:

- er rekening werd gehouden met Karins bestaande kennisbasis;
- er rekening werd gehouden met Karins begripsvermogen; dit bepaalde zowel de omvang als de hoeveelheid nieuwe stukjes kennis;
- Karin op verschillende manieren geholpen werd om nieuwe kennis te vergaren – door uitleg en door praktische ervaring;
- iedereen, inclusief de familie en de verpleegkundige, hielp en betrokken was bij het opbouwen van Karins kennisframe;
- Karin, maar ook haar moeder, goed ondersteund werd.

12.3   Welke stukjes kennis moeten we aanreiken?

Als alleen de stukjes kennis 'je vader heeft kanker' en 'je vader gaat dood' worden aangereikt, dan heeft dat voor bepaalde mensen geen enkele betekenis omdat er zoveel tussenliggende stukjes kennis ontbreken. Je kunt er niet van uitgaan dat iemand met een verstandelijke beperking het verband kan leggen tussen de ziekte en iets wat in de toekomst gaat gebeuren of in het verleden gebeurd is. Voor sommige mensen met een verstandelijke beperking, vooral degenen die kennis meestal door ervaring opdoen, heeft 'je vader gaat dood' alleen maar betekenis in de laatste paar dagen, wanneer de toestand van vader enorm verslechterd is en hij nog maar half bij bewustzijn is. Pas dan valt dit stukje informatie op zijn plaats in de directe ervaringswereld en past het dus in het kennisframe van de persoon in kwestie.

12.3.1 Is het belangrijk dat iemand de informatie nú begrijpt?

Soms kan het goed zijn dat iemand informatie toch al krijgt, ook al past het op dat moment misschien nog niet echt binnen zijn kennisframe. Dit kan bijvoorbeeld het geval zijn bij de volgende situaties (zie ▶ H. 18):

- Het is onverwacht slecht nieuws.
- Er moeten beslissingen genomen worden over behandeling en zorg. De persoon in kwestie moet zo veel mogelijk betrokken worden bij beslissingen die van invloed zijn op zijn leven. Moet de beslissing snel genomen worden? Dan is het noodzakelijk om het proces van het opbouwen van kennis te versnellen en hem te helpen de situatie zo snel mogelijk te begrijpen.
- Het zal de persoon in kwestie helpen om specifieke informatie nú te begrijpen. Je kunt samen met het multidisciplinaire team besloten hebben dat de uitleg over iemands ziekte tot een later moment kan wachten, maar je merkt dat ze nu vragen stelt. Het kan geen kwaad om dan te proberen een en ander eerder uit te leggen.

12.4   Hoeveel stukjes kennis moeten we aanreiken?

Veel mensen voelen zich beter als ze begrijpen wat er aan de hand is en ze voorbereid zijn op de toekomst. Daarom geef je mensen net zoveel stukjes informatie als ze aankunnen, in een tempo waar ze zich goed bij voelen. Echter, niet iedereen kan nadenken over toekomstige problemen. Het is onverstandig, of zelfs onverantwoord, om informatie te geven waarmee iemand niet kan omgaan of die hij (nog) niet wil horen.

Geef niet te veel stukjes nieuwe informatie tegelijk. Als iemand heel veel vragen stelt en alles tegelijk wil weten, geef die informatie dan, maar zorg ervoor dat je alles in de loop der tijd stukje bij beetje herhaalt. Probeer dan na te gaan of iemand het echt begrepen heeft, bijvoorbeeld door hem te vragen om het jou weer uit te leggen.

> **Nadenkertjes**
> - Weet je wat voor achtergrondkennis iemand op dit moment heeft?
>   Bijvoorbeeld:
>   - Wat voor levenservaring heeft hij?
>   - Hoe ziet hij de wereld?
>   - Wat is zijn levensvisie?
> - Wie weet er meer over zijn achtergrondkennis? Hoe kom je daar achter?
>   Immers, als je voort wilt bouwen op iemands achtergrondkennis moet je wel
>   goed zicht hebben op de huidige kennis.
> - Denk na over de mogelijke komende veranderingen voor de persoon in
>   kwestie. Kun je nu al beginnen met het opbouwen van relevante achter-
>   grondkennis? Hoe?
> - Denk je dat hij nu al iets van de nieuwe informatie moet begrijpen? Waarom?
> - Kan hij er inderdaad beter mee omgaan als hij begrijpt wat er op dit moment
>   gebeurt?
> - Kan hij er inderdaad beter mee omgaan als hij begrijpt wat er in de toekomst
>   zal gaan gebeuren?

Wie kan stukjes kennis aanreiken?

'Is het wel aan mij om het hem te vertellen?'
'Ik begeleid twee vrienden die samen een flat delen. Bij een van de twee, een man van bijna zestig met het syndroom van Down, is dementie geconstateerd. Hij gedraagt zich soms anders, ijsbeert in huis, is erg rusteloos en vertoont soms plotseling agressief gedrag. Ook is hij enkele vaardigheden kwijt, zoals een kopje thee zetten.
Onlangs vroeg hij plotseling: 'Wat is er toch met m'n hoofd?' Ik was totaal verrast door die vraag, ik wist niet wat ik zeggen moest. Ik heb geen idee of hem verteld is dat hij dementeert, maar het is toch niet aan mij om hem dat te vertellen? Ik maak me ook zorgen om zijn huisgenoot. Die weet nog van niets, terwijl hij zich ook zorgen maakt om zijn vriend. Mogen we hem vertellen dat zijn vriend aan het dementeren is?'
Begeleider

13.1   Iedereen kan kennis aanreiken

Het is onmogelijk om regels te geven over wie welke stukken informatie kan aanreiken. Alle betrokkenen moeten de vrijheid hebben om nieuwe informatie te geven op het juiste moment en op de wijze die geschikt lijkt te zijn, en al eerder gegeven informatie te herhalen.

Het gaat hierbij niet alleen om begeleiders en andere professionals, maar ook om huishoudelijk personeel of vrijwilligers. De kans dat hun vragen worden gesteld, is veel groter dan de kans dat er vragen aan de dokter worden gesteld. Familie, begeleiders, vrijwilligers en huishoudelijk personeel kunnen vaak heel goed beoordelen hoe iemand met informatie omgaat en of iemand het inderdaad begrepen heeft.

13.1.1 Informatie delen is essentieel

Dit betekent dus dat alle betrokkenen ook op de hoogte moeten zijn van alle informatie. Iedereen (inclusief vrijwilligers) moet weten wat iemand te horen heeft gekregen, welke stukjes kennis daar nog aan moet worden toegevoegd en hoe de informatie bekrachtigd of herhaald kan worden. In het voorbeeld van Karin (zie ▶ H. 11) moeten haar moeder en haar broer weten dat de verpleegkundige Karin verteld heeft dat haar vader niet meer beter wordt. Zij kunnen Karin daaraan helpen herinneren als ze van slag is omdat haar vader niet uit bed komt.

13.1.2 Kennis aanreiken is meer dan alleen praten

Een moeder die haar zoon meeneemt naar het graf van zijn vader helpt hem daarmee met het opbouwen van zijn kennis over dood en verlies. Een nieuw personeelslid dat iemand helpt een brief te schrijven aan een gepensioneerde begeleider die erg gemist wordt, helpt bij het laten inzinken van de boodschap dat de begeleider weg is. Een verpleegkundige die iemand troost als hij overstuur is omdat hij niet meer kan lopen, helpt hem de signalen van zijn lichaam serieus te nemen. Als ze hem opgewekt en gekscherend had benaderd – zoals helaas nog te vaak gebeurt bij mensen met een verstandelijke beperking – dan zou ze een belangrijk stuk informatie voor hem hebben achtergehouden.

Kennis verwerf je op verschillende manieren. 'Nieuwe stukken informatie geven' gebeurt niet alleen op keurig geplande wijze door iemand met professionele bevoegdheden.

Het juiste moment aangrijpen: de serie op tv

De manager van een woonvoorziening had de cliënten verteld dat een van hun vrienden op straat was overvallen en nu in het ziekenhuis lag. Er werd niet veel over gepraat en er werden niet veel vragen over gesteld, ook al werden de cliënten aangemoedigd om dat te doen. Een jonge begeleider had dienst toen zich bij toeval in een soap op tv iets soortgelijks voordeed. Ze nam deze gelegenheid waar om er met de cliënten over te praten. Ze liet ook een boek zien met afbeeldingen over overvallen op straat. Door wat er op tv gebeurde en de afbeeldingen te bekijken, begonnen de cliënten te begrijpen wat er met hun vriend was gebeurd. Idealiter had de manager het liefst zelf de meeste stukjes informatie aangereikt, maar ze was niet in de buurt toen deze aflevering uitgezonden werd. Gelukkig greep de jonge begeleider het juiste moment aan om erover te praten.

Praten met de schoonmaker

'Veel mensen met een verstandelijke beperking die ik ken nemen de schoonmaker in vertrouwen. En die arme man zit daar maar en zegt: 'Eh… oké… daar vraag je me wat… Wat moet ik daar nu op zeggen?!' Zo zie je maar dat we er niet van uit kunnen gaan dat de mensen bij ons komen omdat we de leidinggevende zijn of omdat we professionals zijn.'
Manager van een dagbesteding voor mensen met een verstandelijke beperking

---

13.2 De allereerste keer dat het slechte nieuws verteld wordt – hoe moet dat?

In sommige situaties is het wenselijk dat slecht nieuws verteld wordt door iemand die daar echt geschikt voor is. Bijvoorbeeld als het gaat om:
- een diagnose of een prognose; meestal kan dat het beste door een arts worden verteld in aanwezigheid van een bekend en vertrouwd iemand;
- verdrietig nieuws over een sterfgeval in de familie; het is het prettigst als zoiets wordt verteld door iemand van de familie zelf, of (als de persoon in kwestie geen goed contact met zijn familie heeft) door de manager of een zeer vertrouwde begeleider;
- ouders die gaan scheiden; dan wil je het liefst dat dit door beide ouders verteld wordt;
- een favoriete begeleider die weggaat; dit hoort door de begeleider zelf te worden gedaan of anders door de leidinggevende (of beiden).

Los van wie het slechte nieuws brengt, wees je ervan bewust dat al die informatie vaak pas echt begrepen wordt als iemand weer in zijn eigen omgeving is en niet in bijvoorbeeld de spreekkamer van de dokter. De arts vertelt iemand dan wel dat hij niet meer beter wordt, maar de stukjes kennis over wat dit betekent moeten toch echt in de loop van de tijd thuis worden toegevoegd.

13.3   Informatie met elkaar delen

Het helpt wanneer iedereen van elkaar weet welke stukjes informatie iemand gekregen of verwerkt heeft. Daarom is het de moeite waard om in de rapportage bij te houden wie wat wanneer gezegd heeft. Het gaat dan zowel om de vragen die de persoon in kwestie stelde, als om de non-verbale reacties. Het zou goed zijn als alle betrokkenen (ook de niet-teamleden) deze rapportage kunnen gebruiken en gestimuleerd worden dat ook te doen. Het maakt het makkelijker voor de begeleiders om terug te verwijzen naar wat er gezegd is: 'Weet je nog wat de verpleegkundige gisteren zei? Je vader moet dat zuurstofmasker dragen omdat hij anders niet goed kan ademhalen.'

❯ Nadenkertjes
- Weet je welke informatie anderen al hebben gegeven? Zo nee, hoe kom je daar achter?
- Kun je een haalbare manier bedenken om iedereen op de hoogte te houden van dergelijke informatie?
- Lijkt het jou belangrijk *wie* als eerste bepaalde informatie verstrekt? Zo ja, wie zou dat dan moeten zijn en waarom?
- Heb je een lijst van iedereen die bij het geven van stukjes informatie betrokken kan worden? Beschikken ze allemaal over de nodige vaardigheid en het zelfvertrouwen of hebben ze ondersteuning nodig?

Wie moet het als eerste weten?

'Als iemand mij slecht nieuws vertelt…'

- 'Als iemand mij slecht nieuws moet vertellen over wat er met me aan de hand is, dan hoor ik het liever van een dokter dan dat ik het uit de tweede hand van mijn vader of moeder te horen krijg.'
Man met een lichte verstandelijke beperking
- 'Ze moeten het eerst aan mijn moeder vertellen. Dan kan die het tegen mij zeggen. Zo gaat dat nu eenmaal.'
Vrouw met een lichte verstandelijke beperking

'Als mijn zoon slecht nieuws gaat krijgen…'

'Ik zou het echt vreselijk vinden als ik met mijn zoon naar de dokter zou gaan en die zou slecht nieuws tegelijk aan mij en mijn zoon vertellen. Ik weet dat het moeilijk is, maar veel mensen met een verstandelijke beperking leunen op hun ouders, en het is moeilijk voor ze als ze zien dat die van slag zijn. Ik zou niet willen dat mijn zoon mij zou zien huilen wanneer de dokter het ons vertelde, hij zou enorm overstuur raken.'
Moeder van een man met een verstandelijke beperking

'Als *ik* slecht nieuws zou moeten geven…'

'Wie ik het als eerste zou vertellen hangt van verschillende factoren af. Hoe goed ik als arts de patiënt ken en hoe goed mijn verstandhouding met hem is. Hoe goed ik denk dat de patiënt de diagnose en de prognose kan begrijpen, en hoe hij daarop zal reageren – dat is natuurlijk subjectief en bij veel patiënten zitten we er helemaal naast. Als ik verwacht dat er na het slechtnieuwsgesprek op een of andere manier ondersteuning nodig is, dan praat ik mogelijk eerst met begeleiders of familieleden om er zeker van te zijn dat die ondersteuning er is. Idealiter praat ik met beiden, maar in ieder geval met degenen die het meest bij de dagelijkse zorg en ondersteuning betrokken zijn.
Ik vind het belangrijk om hierbij de vertrouwelijkheid tussen arts en patiënt in acht te nemen – per slot van rekening kunnen ook mensen met een verstandelijke beperking wilsbekwaam zijn en voldoende inzicht hebben. We mogen niet paternalistisch zijn.'
Arts palliatieve geneeskunde

14.1   De rechten en belangen van de patiënt

Mensen met een verstandelijke beperking zijn niet altijd de eersten die slecht nieuws over zichzelf te horen krijgen – vaak weten zij het pas als laatsten. Soms is dat te rechtvaardigen, maar soms ook niet. Hoe zit het als het nieuws de gezondheid van iemand met een verstandelijke beperking betreft? Wie krijgt wat wanneer te horen? Een beslissing om het niet aan de patiënt zélf te vertellen maar aan iemand anders, vraagt om een verantwoording!

Het niet-vertellen is alleen maar te rechtvaardigen als het diegene ontbreekt aan begrips-vermogen of als het slechte nieuws hem echt zou schaden. Je moet altijd rekening houden met de wetgeving op het gebied van wilsbekwaamheid en de universele rechten van de mens. Dit is ingewikkeld terrein en de antwoorden zijn niet eenvoudig. Het kan moeilijk zijn om te beoordelen of iemand al dan niet wilsbekwaam is, vooral als je de persoon in kwestie niet kent of als je weinig ervaring hebt met het ondersteunen van mensen met een verstandelijke beperking. Schakel de hulp in van professionals wanneer je twijfelt over het begripsvermogen of over het mogelijke effect van het slechte nieuws.

14.2 Drie voorbeelden

Respect voor iemands recht op informatie en privacy betekent dat je allereerst uitgaat van de belangen van die persoon. Dit betekent echter niet dat je hem de steun van zijn naasten moet onthouden. Hier volgen drie voorbeelden van iemand met een verstandelijke beper-king die te horen krijgt dat hij een slechte prognose heeft.

> **De patiënt hoort het als eerste, er is geen familie of begeleiding bij**
> 'Een van mijn cliënten, Michael Burton, ging sterven. Michael had een huisarts die erop stond om het Michael zelf en niet zijn begeleiders te vertellen, omdat hij vond dat Michael er recht op had als eerste te horen dat hij zou sterven. Ook al waren de bege-leiders wel degenen die Michael moesten ondersteunen. Michael kreeg het nieuws te horen terwijl er verder niemand in de spreekkamer bij was. Dat was moeilijk. De bege-leiders kenden hem ongelooflijk goed en wisten precies wat hij wel en niet zou begrij-pen. Ik denk dat Michael ze daar nodig had, maar de huisarts stond het niet toe.'
> *Verpleegkundige van wijkteam voor mensen met een verstandelijke beperking*

Michael Burton zat zonder ondersteuning toen hij het slechte nieuws kreeg omdat de huisarts vond dat Michael er 'recht' op had om op dat moment alleen te zijn. In feite is het slecht professioneel handelen om een patiënt zulk slecht nieuws te vertellen zonder iemand uit zijn naaste omgeving daarbij uit te nodigen – zeker als het iemand met een verstandelijke beperking betreft.

> **De patiënt hoort het als eerste, er is familie bij**
> Angela Waight was 41 jaar en had een matige verstandelijke beperking. Ze woonde op zichzelf in een appartement en kreeg elk dag een paar uur professionele ondersteu-ning. Catherine, de verpleegkundige van het wijkteam voor mensen met een verstan-delijke beperking, kende haar goed. Angela's ouders woonden vlakbij en kwamen elke dag langs.
> Tijdens een spoedopname in verband met acute geelzucht werd bij Angela alvlees-klierkanker geconstateerd. Haar prognose zag er slecht uit: de specialist dacht dat ze nog maar een paar maanden te leven had. Angela's moeder ging bij elke ziekenhuis-afspraak mee en zat nu vrijwel de hele dag naast haar bed. De specialist besprak de

situatie met de oncologieverpleegkundige en met Catherine. Catherine was van mening dat Angela wel zou kunnen begrijpen dat ze erg ziek was en niet meer beter zou worden. Ze dacht ook dat Angela met de juiste informatie en ondersteuning in staat zou zijn om keuzes over haar zorg en behandeling te maken.

Catherine legde Angela uit dat de arts en verpleegkundige haar gingen vertellen wat er met haar aan de hand was en dat het beter zou zijn als haar vader en moeder ook bij de uitslag zouden zijn. De arts, de verpleegkundig specialist oncologie en Catherine waren aanwezig toen Angela en haar ouders de uitslag van de onderzoeken te horen kregen. Catherine hielp de arts om alles in eenvoudige bewoordingen uit te leggen. Angela's ouders waren geschokt en moesten huilen, en toen Angela dat zag moest zij ook huilen. In de daaropvolgende weken brachten beide verpleegkundigen zowel samen als afzonderlijk veel tijd door met Angela en haar ouders. Ze legden Angela uit dat haar ouders alles over haar kanker moesten weten en Angela ging ermee akkoord dat de oncologieverpleegkundige daar apart met hen over praatte. Catherine legde Angela's team van begeleiders uit wat er aan de hand was. Ze fungeerde als coördinator en zorgde ervoor dat alle betrokkenen wisten wat er gaande was en wat Angela wel en niet zelf wist. Ondanks hun aanvankelijke stress over het feit dat Angela het slechte nieuws te horen kreeg, zeiden haar ouders dat de openheid waarmee ze de situatie rond Angela onder ogen konden zien, hen had geholpen. Ze waren ervan overtuigd dat die openheid Angela ook had geholpen.

De familie hoort het als eerste

Bernard Fabian was 38 jaar en had een ernstige verstandelijke beperking. Net als Angela woonde hij in zijn eigen appartement vlakbij zijn ouders. Hij kreeg 24 uur per dag professionele ondersteuning. Toen Bernard darmkanker kreeg dacht de behandelend arts dat Bernard de informatie niet zou kunnen begrijpen. Bernard had namelijk erg veel moeite met alle onderzoeken gehad en had zo op het eerste gezicht geen flauw idee waar al die onderzoeken goed voor waren. De arts besprak de zaak met de manager van het team begeleiders om te zien hoe zij Bernards begripsvermogen inschatte en zij was het met hem eens. Alle professionals waren van mening dat Bernard veel ondersteuning nodig zou hebben om met alle veranderingen in zijn leven om te kunnen gaan. De arts en de verpleegkundig specialisten spraken met Bernards ouders om de situatie uit te leggen zonder dat Bernard daarbij aanwezig was. Er werd een bijeenkomst belegd met het ziekenhuisteam, een aantal van Bernards begeleiders en zijn ouders. Bernards ondersteuningsbehoefte werd besproken, inclusief wat hij van de situatie zou moeten begrijpen en op welke wijze hem dat stukje bij beetje verteld zou kunnen worden. Bernards ouders hadden een unieke en fijngevoelige manier van communiceren met Bernard. Zij speelden in de daaropvolgende maanden dan ook een cruciale rol bij het ondersteunen van Bernards groeiende besef en inzicht. Later herhaalden ze vele malen dat ze dat niet hadden kunnen doen zonder de ondersteuning van de professionals in het ziekenhuis en het team van begeleiders.

Bij Angela en Bernard dachten de professionals zorgvuldig na over wie ze het slechte nieuws eerst moesten vertellen en namen ze duidelijk onderbouwde beslissingen. Goede redenen om eerst familie of verzorgers in te lichten zijn onder meer situaties waarin:

- iemand het liever niet weet, of zelf vraagt om het iemand anders eerst te vertellen;
- iemand niet in staat is de informatie te begrijpen;
- iemand het nodig heeft dat de familie of de begeleiders nauw betrokken worden bij het uitleggen van de situatie (bijvoorbeeld als de familie een unieke manier van communiceren met de persoon in kwestie heeft);
- de informatie iemand meer kwaad dan goed zal doen (zie ► H. 17).

> **Nadenkertjes**
> Denk eens aan een situatie waarin iemand met een verstandelijke beperking niet de eerste was die het slechte nieuws over zichzelf te horen kreeg.
> - Wie kreeg het als eerste te horen?
> - Wat was de reden om het eerst aan iemand anders te vertellen?
> - Is die reden expliciet uitgesproken?
> - Was die reden gerechtvaardigd?
> - Was het achteraf gezien ook inderdaad de juiste beslissing om het slechte nieuws eerst aan iemand anders te vertellen?

Hoeveel kan iemand begrijpen?

'Ik snap niet wat de dokter zegt'
'De dokter praat tegen me en ik zeg: 'Wat zegt u?' En dan moet mijn moeder het me uitleggen wat hij net gezegd heeft. Omdat ik het niet snap, omdat ik er niks van snap wat hij net gezegd heeft. Omdat hij van die lange woorden gebruikt.'
Vrouw met een lichte verstandelijke beperking

Sommige mensen begrijpen meer dan je denkt
'Onze zoon communiceert voornamelijk via lichaamstaal. Hij kan wel iets zeggen – veelal aangeleerde reacties die meestal te maken hebben met zingen of rijmpjes. Hij begrijpt best veel, maar als hij bepaalde testen moet doen maakt hij nooit indruk, waardoor hij 'officieel' zeer laag is ingeschat.'
Ouders van een man met een ernstige verstandelijke beperking

Sommige mensen begrijpen minder dan je denkt
- 'Mijn zoon is uitzonderlijk welbespraakt. Hij heeft een enorme woordenschat, maar zijn begripsvermogen is niet zo goed als het lijkt. Soms gebruikt hij een ingewik-keld woord, maar als je vraagt wat het betekent begint hij van 'eh… eh…'. Zoals veel mensen met een verstandelijke beperking herhaalt hij wat anderen gezegd hebben. Als je hem niet kent, denk je al gauw dat hij meer begrijpt dan in werke-lijkheid het geval is.'
Moeder van een man met een matige verstandelijke beperking
- 'Er werd meerdere keren geprobeerd slecht nieuws te vertellen, en iedereen die erbij was dacht steeds dat het heel goed was gegaan. Hij stelde van die relevante vragen en zei dan: 'Oké'… tot de volgende episode, toen duidelijk werd dat hij zeer weinig had onthouden, laat staan begrepen.'
Arts palliatieve zorg

15.1   Begrijpt iemand meer of minder dan het lijkt?

Veel mensen met een verstandelijke beperking – en in het bijzonder mensen met au-tismespectrumstoornissen – kunnen tamelijk ingewikkelde woorden en antwoorden gebruiken, maar dat hoeft niet te betekenen dat ze die begrijpen. Anderen begrijpen misschien veel meer dan je denkt, maar zijn niet in staat dat in woorden uit te drukken. Als iemand je niet kan vertellen *of* ze iets snapt, ga er dan niet meteen van uit *dat* ze het niet begrijpt.

Het komt vaak voor dat mensen met een verstandelijke beperking zeggen dat ze het begrepen hebben, terwijl dat in feite niet het geval is. Veel mensen geven 'ja' als antwoord, ook al is het eigenlijk 'nee'.

'Ja' kan ook wel eens 'nee' betekenen

'Pauls communicatieve vaardigheden zijn misleidend. Hij heeft geleerd dat je een antwoord moet geven als iemand iets vraagt, alleen geeft hij niet altijd het juiste antwoord. Zo kan hij een vraag beantwoorden met 'Ja, ik denk het wel' of 'Ik hoop het, ja', wat heel goed 'nee' kan betekenen, waardoor hij dingen moet doen die hij helemaal niet wil. Dat leidt dan nogal eens tot een heftige uitbarsting.'

Moeder van een man met een verstandelijke beperking en autismespectrumstoornis

'Ik ging ervan uit dat ze het begreep'

'Toen ik Gloria leerde kennen, hadden we een boeiend gesprek over de recente Tweede Kamerverkiezingen. Daardoor ging ik ervan uit dat ze over het algemeen een goed begripsvermogen had. Maar toen ik haar de onderzoeken in het ziekenhuis moest uitleggen, besefte ik al gauw dat mijn uitleg te ingewikkeld was. Ik had zo mijn vooronderstellingen over haar begripsvermogen. Ze kon wel goed over politiek meepraten maar ze had geen idee hoe haar lichaam werkte en ook weinig inzicht in oorzaak en gevolg.'

Verpleegkundige van wijkteam voor mensen met een verstandelijke beperking

15.2 Hoe beoordeel je begripsvermogen?

Voor professionals in een klinische omgeving (zoals de spreekkamer van een arts) kan het bijzonder moeilijk zijn om te beoordelen hoeveel iemand echt begrijpt en kan verwerken. Je hebt er misschien de tijd en de vaardigheden niet voor om na te gaan tot op welke hoogte iemand iets begrijpt. Er is dan hulp nodig van mensen die de persoon in kwestie goed kennen. In het voorbeeld is het duidelijk van belang om Pauls ouders te betrekken bij de beoordeling of Paul adequaat op vragen heeft geantwoord. Het kan helpen jezelf af te vragen: weet ik wel zeker dat deze persoon de concepten die ik probeer uit te leggen ook begrijpt, of ga ik ervan uit dat hij een bepaald begripsvermogen heeft? Iemand reageert bijvoorbeeld goed op je eenvoudige uitleg dat hij dood zal gaan wanneer hij niet behandeld wordt – maar begrijpt hij eigenlijk wel wat 'dood zijn' betekent? Het is de moeite waard om dat te vragen: 'Wat is dat, dood zijn?'

Het gebruik van afbeeldingen kan bij sommigen een goede manier zijn om hun begripsvermogen in te schatten. Je kunt iemand bijvoorbeeld vragen iets over een afbeelding of foto te vertellen (waarop iets soortgelijks aan de hand is) en daaruit proberen op te maken wat hij wel en niet begrijpt.

15.3 Begrip gaat soms verder dan woorden

Iemand begrijpt misschien niet dat haar moeder overleden is, maar ze zal zeker merken dat haar moeder er niet meer is en haar missen. Dat ze iets niet volledig begrijpt of kan terugvertellen betekent niet automatisch dat ze ook niet weet wat er gebeurt. Ook zo iemand heeft hulp nodig om met de veranderingen om te kunnen gaan.

Sommige mensen begrijpen de feitelijke informatie misschien niet, maar voelen wel aan dat er iets gaande is, de sfeer in de kamer, de lichaamstaal. Je hoeft niet alle gevoelens voor iemand te verbergen, maar je moet haar wel ondersteunen om met die gevoelens te leren omgaan.

Aanvoelen dat er iets is

Miriam Peeters had een zeer ernstige verstandelijke beperking. Ze begreep niets van gesproken taal en communiceerde op non-verbale wijze. Miriam reageerde altijd ontvankelijk op de gevoelens van anderen. Als iemand verdrietig was ging ze bij hem op schoot zitten. Ze werd luidruchtig en gespannen wanneer mensen om haar heen angstig of boos waren. Toen Miriams moeder overleed, begreep ze dat niet in woorden, maar het was voor iedereen duidelijk dat ze haar vreselijk miste. Ze zat uren bij de voordeur alsof ze op de terugkeer van haar moeder zat te wachten.

❯ Nadenkertjes
- Kun je altijd weten of iemand iets wel of niet begrepen heeft?
- Kun je je situaties herinneren waarbij je het begripsvermogen van iemand verkeerd beoordeeld hebt?
- Kun je je situaties herinneren waarin iemand iets begreep ook al was het hem niet met zo veel woorden uitgelegd?

Communiceren met mensen met een verstandelijke beperking

> **'Mis ik iets?'**
> 'Als mensen niet op een normale, gebruikelijke manier communiceren dan bestaat altijd het gevaar dat je iets mist. Ik maak me vooral zorgen of zij hun ziekte en de prognose begrijpen. En hoe je die informatie goed moet overbrengen.'
>   *Verpleegkundig specialist palliatieve zorg*

16.1   Communicatie

Een boek over slechtnieuwsgesprekken met mensen met een verstandelijke beperking zou niet compleet zijn zonder stil te staan bij hoe lastig communicatie kan zijn. Communicatieproblemen, of zelfs angst om te communiceren met mensen met een verstandelijke beperking, worden vaak aangevoerd als de reden om het slechte nieuws dan maar niet te vertellen.

Communicatie gaat over twee of meer mensen die elkaars taal en gedrag interpreteren. De meeste mensen met een verstandelijke beperking hebben moeite met communiceren. Het kan dan gaan om één of meer van de volgende aspecten:

- Iemand is moeilijk te verstaan.
- Iemand heeft moeite met begrijpen wat er gezegd is.
- Iemand kan zich moeilijk uiten (heeft bijvoorbeeld moeite om zaken onder woorden te brengen als gevolg van een beperkte woordenschat of een gebrek aan vaardigheden om een zin te formuleren).

Non-verbale communicatie is belangrijker dan we misschien denken. Mensen horen niet alleen *wat* je zegt, maar ook – en dat is veel belangrijker – *hoe* je het zegt.

Mehrabian (1981) heeft de emotionele impact van een boodschap geanalyseerd. Hij keek naar wat er gebeurt als de inhoud van een boodschap niet overeenkomt met de intonatie of lichaamstaal. Zijn bekende rijtje over hoe een boodschap over gevoelens en houdingen wordt ontvangen, ziet er als volgt uit:

- 7% verbaal (alleen woorden);
- 38% vocaal (intonatie, stilte, stembuiging);
- 55% non-verbaal (gezichtsuitdrukking, aanraking, gebaren, nabijheid, lichaamshouding).

Met andere woorden, als je woorden tegengesteld zijn aan je gedrag dan zijn de mensen eerder geneigd om je gedrag te geloven. Dergelijke tegenstellingen kunnen verwarrend zijn voor mensen met een verstandelijke beperking. Je zult iemand niet opvrolijken als je met luide en opgewekte stem zegt: 'Goh, wat zie je er goed uit! En is dit niet een fantastisch ziekenhuis?' en daarbij afstandelijk en enigszins verdrietig gedrag vertoont, of bezorgd gaat fluisteren in een hoek, of je ogen lachen niet mee met je mond.

16.2 Augmentatieve en alternatieve communicatie

'Augmentatieve en alternatieve communicatie' zijn communicatiemethoden die het ge-sproken of geschreven woord ondersteunen of vervangen. Veel mensen met een verstan-delijke beperking hebben baat bij hulpmiddelen bij hun gesproken woord, zoals:

- verwijzers; een kopje betekent bijvoorbeeld drinken, een handdoek dat het tijd is om in bad te gaan;
- gebaren; sommige gebarentalen worden vaak door mensen met een verstandelijke beperking gebruikt, zoals de Weerklankgebaren;
- op symbolen gebaseerde systemen; waaronder foto's, tekeningen en commercieel ver-krijgbare pictogrammen (bijvoorbeeld het Vijfhoek-pictogrammensysteem) waarbij communicatieborden of computersoftware gebruikt kan worden;
- nieuwe technologie; er wordt voortdurend nieuwe technologie ontwikkeld; zo is er bijvoorbeeld een interessant scala aan nuttige telefoon-apps en speciale websites.

Gelukkig zijn gezondheidszorgvoorzieningen zich steeds meer bewust van de behoefte aan toegankelijke informatiematerialen. Maar simpelweg een afbeelding in een folder zetten is natuurlijk niet genoeg. Het is belangrijk om de communicatiebehoeften van elke persoon afzonderlijk te beoordelen. Een afbeelding kan voor iemand nuttig zijn, maar dan wel als deze de boodschap daadwerkelijk ondersteunt. Het loont de moeite na te gaan hoe iemand de afbeeldingen interpreteert. Augmentatieve en alternatieve communicatieme-thoden zijn een *hulp* bij het communiceren, maar vervangen de communicatie niet.

Er zijn mensen die veel baat hebben bij het gebruik van afbeeldingen die een verhaal vertellen. De serie *Books Beyond Words*[1] bijvoorbeeld bestaat uit een aantal boeken die ontworpen zijn om volwassenen met een verstandelijke beperking te helpen praten over moeilijke onderwerpen (waaronder kanker en dood), wat gedaan wordt met behulp van beeldverhalen van mensen die dergelijke situaties meemaken.

16.3 Ernstige communicatieproblemen

Sommige mensen kunnen nauwelijks verbanden zien tussen woorden, afbeeldingen, sym-bolen of gebaren en hun betekenis. Hun communicatiebehoeften zijn uitermate individu-eel. Ze zijn niet in staat om met woorden ergens om te vragen en zijn voor de interpretatie van hun gedrag en behoeften afhankelijk van anderen. Hun gedrag kan een reactie zijn op het onvermogen van anderen om hun boodschap te interpreteren en wordt dan soms als 'problematisch' ervaren. Als iemand met zijn eten gooit is dat mogelijk zijn enige manier om te laten weten dat hij niet wil eten, maar het kan ook iets totaal anders betekenen. De kunst ligt in het begrijpen van de boodschap achter het gedrag. Soms is die boodschap echter onontwarbaar en het is dan ook wel te begrijpen dat begeleiders soms moeite heb-ben met dergelijk gedrag.

---

1   *Books Beyond Words* is een Engelse boekenserie speciaal ontworpen voor mensen met een verstandelijke beperking. Doordat de verhalen zonder woorden worden verteld, zijn de boeken ook geschikt voor men-sen die niet Engelstalig zijn. Zie: ▶ www.booksbeyondwords.co.uk.

Het overbrengen van slecht nieuws aan mensen met een dergelijke uitermate individuele communicatie is sterk afhankelijk van de mensen om hen heen die hun manier van communiceren het beste begrijpen. In de meeste gevallen gaat het dan om het bekrachtigen en ondersteunen van hun ervaringen.

16.4   Eenvoudige taal gebruiken

16.4.1 Geen jargon of eufemismen

Eenvoudige taal gebruiken klinkt als een open deur, maar kan verbazend lastig zijn. Ik gaf eens een workshop aan een begeleidend team in een woonvoorziening waar rouwverwerking een probleem was – in korte tijd waren er verscheidene cliënten overleden. Een van de oefeningen was een rollenspel waarin de teamleden aan iemand met een verstandelijke beperking moesten vertellen dat zijn vriend gestorven was. Zij vonden dit vrijwel onmogelijk om te doen. De meeste begeleiders kregen het woord 'dood' nauwelijks over hun lippen en vielen terug op verhullend taalgebruik: 'hij is heengegaan', 'hij is naar de hemel', 'we zijn hem kwijt'. Als je tegen iemand met een verstandelijke beperking zegt: 'we zijn Sebastiaan kwijt' dan vraagt hij zich misschien wel af waarom we Sebastiaan dan niet gaan zoeken.

> **De hemel is in Zorgvlied**
> Melanie Rood was ervan overtuigd dat de hemel zich in Zorgvlied in Amsterdam bevond. Haar was namelijk verteld dat oma naar de hemel was gegaan. Melanie wist dat oma op begraafplaats Zorgvlied begraven was, dus was er voor haar maar één conclusie: de hemel is een begraafplaats.

> **Met een vliegtuig naar de hemel**
> Een begeleider probeerde open en eerlijk te zijn over de dood van Jack Ryder's vader. Ze legde uit dat zijn vader in de hemel was en wees daarbij naar boven. Ze had niet in de gaten dat er net op dat moment een vliegtuig overkwam, maar Jack zag dat wel. Nog maanden later keek Jack iedere keer omhoog als er een vliegtuig overvloog, zwaaide en riep: 'Dag papa!'

Eenvoudige taal gebruiken betekent dat je geen jargon gebruikt en je woorden ook exact datgene zeggen wat je bedoelt. Dit kan tegen je intuïtie ingaan omdat het erg bot kan klinken. We zijn eraan gewend om de impact van een moeilijke boodschap te verzachten door bepaalde woorden wel en andere niet te gebruiken. 'Oma is er niet meer' klinkt minder erg dan 'oma is dood'. 'Je moeder heeft kanker' is akeliger om te zeggen dan 'je moeder heeft een knobbeltje' (of zelfs: 'je moeder heeft een klein knobbeltje'). Onverbloemd taalgebruik is belangrijker dan we misschien denken.

Mensen met een verstandelijke beperking – en met name mensen met een autisme-spectrumstoornis – interpreteren taal vaak letterlijk. We zijn ons niet altijd bewust van de letterlijke betekenis van onze woorden en het is dus de moeite waard om zorgvuldig naar jezelf te luisteren en je af te vragen hoe een ander jouw woorden misschien 'hoort'. De kans bestaat dat zelfs iemand met een lichte verstandelijke beperking een term als 'bijwerking' verkeerd begrijpt, letterlijk neemt en denkt dat het te maken heeft met hoe bijen werken. 'Zweren' is een plechtige belofte (in plaats van vieze puisten) en 'toeval' is iets wat zomaar gebeurt (in plaats van een epileptische aanval). We kennen allemaal wel voorbeelden van spraakverwarring, ook al hebben wij geen verstandelijke beperking. Je herinnert je mis-schien wel songteksten die je jarenlang verkeerd begreep. Als een oncoloog het heeft over een 'positieve uitslag' zou je zomaar kunnen denken dat dit goed nieuws is, terwijl juist het omgekeerde het geval is.

16.4.2 Gebruik slechts één begrip per zin

We gebruiken vaak ingewikkelde zinnen met meerdere begrippen en vragen:
- 'Ga maar op bed liggen en doe je bloes omhoog zodat ik op je buik kan drukken om te zien of dat pijn doet.'

Het is veel beter om die zin op te splitsen en de boodschappen één voor één over te brengen:
- 'Ik wil even op je buik drukken.'
- 'Ik wil weten of dat pijn doet.'
- 'Daarom moet je op bed gaan liggen.'
- 'Nu moet je je bloes omhoog doen.'

Deze simpele regel wordt gemakkelijk vergeten en vereist voortdurend oplettendheid. In het kader van een onderzoeksproject was ik eens thuis op bezoek bij een vrouw met een matige verstandelijke beperking en een autismespectrumstoornis. Toen ik haar vroeg: 'Mag ik even naar je wc, waar is die?', raakte ze volkomen in de war. In eerste instantie dacht ik dat ze mijn woorden niet begreep. Het probleem was echter simpelweg dat ze niet met twee vragen tegelijk overweg kon. Nadat ik mijn vraag anders geformuleerd had gaf ze onmiddellijk antwoord: 'Mag ik even naar je wc?' 'Ja.' 'Waar is die?' 'In de gang.'

16.5   Checken: wat heeft iemand begrepen?

Mensen met een verstandelijke beperking kunnen doen alsof ze begrepen hebben wat je zojuist vertelde, terwijl dat in werkelijkheid niet zo is. Veel mensen met een verstandelijke beperking geven het antwoord dat ze denken dat het meest wenselijk is. Ook belangrijk om bij stil te staan: sommigen herhalen het laatste wat jij zei. Dus als je hun een keuze geeft, kiezen zij automatisch voor de laatste optie. Daarom is het nuttig om te checken of iemand iets begrepen heeft.

- Check altijd of iemand iets begrepen heeft door te vragen het in zijn eigen woorden weer aan jou uit te leggen. Vraag bijvoorbeeld: 'Heb ik alles duidelijk uitgelegd? Vertel eens wat ik net tegen je heb gezegd.'
- Mensen met een verstandelijke beperking antwoorden vaak 'ja' op welke vraag dan ook. Gesloten vragen ('Heb je begrepen wat ik gezegd heb?'; 'Heb je ergens pijn?') moeten daarom met de nodige voorzichtigheid worden gebruikt.
- Denk eraan dat mensen met een verstandelijke beperking vaak de laatste optie herhalen. Draai je vraag om en kijk of je nog steeds hetzelfde antwoord krijgt: 'Thee of koffie?' 'Koffie.' 'Koffie of thee?' 'Thee.'
- Geef iemand verschillende opties (in plaats van gesloten vragen) om uit te kiezen. Wanneer iemand de laatste optie vaak herhaalt of overal 'ja' op zegt, kan het helpen om de opties niet-hiërarchisch voor te leggen. Je kunt iemand bijvoorbeeld afbeeldingen van thee en koffie laten zien – of zelfs echte thee en koffie – en hem vervolgens laten aanwijzen wat hij het liefste wil hebben.

'Ja, ja, ja, ja'

'De arts is vriendelijk en Sally geeft antwoord. Het probleem is dat ze op al zijn vragen knikt of 'ja' zegt, ook al weet ik dat het 'nee' moet zijn. Heb je overgegeven? Heb je iets gegeten? Voel je je goed? Voel je je misselijk? Ja, ja, ja, ja.

Ik ben bij het lichamelijke onderzoek. De arts beklopt haar buik… Dan zegt hij tegen haar, snel en met een sterk accent, dat ze wel weer kan eten zodra ze zich minder misselijk voelt, kijk maar gewoon hoe het gaat, probeer een klein beetje tegelijk, enzovoort enzovoort. "Is dat oké?" "Ja", zegt ze vol overtuiging, maar ik weet dat ze geen flauw idee heeft van wat hij eigenlijk zegt.'

Uit: Living with Learning Disabilities, Dying with Cancer *(Tuffrey-Wijne, 2010, p. 158)*

16.6   Abstracte begrippen

Abstracte begrippen zijn lastiger dan concrete begrippen. Mensen met een verstandelijke beperking begrijpen dingen die ze kunnen zien en ervaren veel beter dan dingen waarbij ze zich een voorstelling moeten maken.

Voor sommige mensen is het veel te ingewikkeld om uit te leggen wat er tijdens een operatie gaat gebeuren. Eigenlijk hoeven zij alleen maar te weten dat ze een injectie krijgen waardoor ze gaan slapen en dat ze wanneer ze wakker worden een slangetje in hun arm zullen hebben waar vloeistof doorheen druppelt. Dit kun je uitleggen met behulp van plaatjes op een pictogrammenbord. De verpleegkundigen kunnen de uitslaapkamer laten zien en een andere patiënt vragen om haar infuus te laten zien. Een operatie ondergaan kan een totaal vreemde ervaring zijn en de persoon in kwestie weet misschien niet wat een infuus is.

16.6.1 **Tijdsbesef**

Moeite met tijdsbesef kan veel problemen geven. De volgende zinnen zijn soms moeilijk te begrijpen:
- 'Hoe lang heb je die pijn al?'
- 'Je moet dit tabletje twee keer per dag innemen.'
- 'Je gaat volgende week naar huis.'

Het is handig om het verstrijken van de tijd te markeren aan de hand van 'indexmomenten' die iemand wel begrijpt, zoals:
- 'Had je met kerstmis ook al pijn?'
- 'Neem één tablet in bij je ontbijt en één tablet wanneer je naar bed gaat.'

Verhuizen op Tweede Kerstdag

'Een van onze woonvoorzieningen werd gesloten en de cliënten wilden uiteraard weten wanneer het huis dicht zou gaan. Het was september en de begeleiders in dat huis zeiden dat de verhuizing pas na kerstmis zou plaatsvinden. Vlak voor kerstmis zei een van onze cliënten tegen me: "Ik ga op Tweede Kerstdag verhuizen." "O ja," zei ik, "en waar ga je dan naartoe?" "Dat weet ik niet", zei hij, waarop ik vroeg: "Waarom denk je dat je op Tweede Kerstdag verhuist?" En hij antwoordde: "Ze zeiden dat we na de kerstmis gaan verhuizen."'

Manager van een dagbesteding voor mensen met een verstandelijke beperking

---

▶ **Nadenkertjes**
- Hoe beoordeel je of iemand de nieuwe informatie verwerkt heeft voordat je met nog meer informatie komt? Vraag niet alleen of hij het begrepen heeft, maar vraag hem om je uit te leggen wat hij weet.
- Kun je je taalgebruik eenvoudiger maken? Gebruik je de eenvoudigste en duidelijkste woorden? Kun je je zinnen opsplitsen?
- Weet je zeker dat je maar één nieuw idee tegelijk naar voren brengt? Check hoeveel stukjes kennis iemand aankan; wanneer je twijfelt, houd je het zo eenvoudig mogelijk.
- Denk eraan dat woorden maar een klein deel van je communicatie bevatten. Kun je non-verbale manieren verzinnen om iets uit te leggen?
- Wie kan jou helpen om te begrijpen wat hij duidelijk wil maken? Van wie kan je ondersteuning krijgen wanneer je met hem communiceert? Degenen die het nauwst met hem in contact staan (begeleiders, familie) weten precies hoe hij communiceert. Vraag hun om je te helpen.
- Vraag om hulp en advies bij een specialist op het gebied van verstandelijke beperkingen. Vooral bijdragen van orthopedagogen en logopedisten kunnen heel waardevol zijn.

Wanneer is te veel informatie schadelijk?

'Als ik weet wat er gaat gebeuren, dan maak ik me te veel zorgen'
'Jason Salford woont in een van onze woonvoorzieningen en heeft een ernstige verstandelijke beperking. Hij zegt altijd tegen ons: 'Je mag me niks vertellen. Ik maak me er alleen maar zorgen over en ik kan toch niks doen. Ik kan er niet mee leven als ik weet dat er iets aan zit te komen.'
Neem bijvoorbeeld vakanties – Jason wil pas op de dag van vertrek horen dat we op vakantie gaan omdat hij anders zo zenuwachtig wordt dat hij er gewoon niet meer tegen kan. We hebben hem een keer drie dagen van tevoren verteld dat hij op vakantie ging. We hebben die vakantie moeten afzeggen omdat hij zo angstig was geworden dat hij gewoon niet weg kon.'
Manager van een woonvoorziening

'Er werd haar te veel te vroeg verteld'
'Cecilia Watkins heeft nierfalen in het eindstadium. Ongeveer drie jaar geleden werd bij een routineonderzoek geconstateerd dat ze chronische nierziekte had. Iets meer dan een jaar geleden vertelde een goedbedoelende begeleider haar dat "het niet zo best" met haar was en dat ze te zijner tijd, als ze niet meer voor zichzelf kon zorgen, zou moeten verhuizen naar een betere plek. Cecilia reageerde door de deur niet meer open te doen voor haar begeleiders. Ze weigerde om zich aan te kleden en is acht maanden lang het huis niet meer uit geweest. Ze weigert om haar gezondheid met wie dan ook te bespreken. Volgens mij denkt ze dat ze gedwongen wordt om te verhuizen als ze toegeeft dat het niet goed met haar gaat. Sindsdien zijn we erachter gekomen dat ze op haar vijftiende tegen haar eigen wil vanuit haar ouderlijk huis naar een instelling moest verhuizen. Als ze ook maar even denkt dat je met haar over haar ziekte wilt praten of over wat er zou kunnen gaan gebeuren, dan bedekt ze haar oren en schreeuwt ze: "DONDER OP!" Het personeel heeft haar in zichzelf over haar ziekte horen praten – "Nee, ik heb geen dikke enkels of voeten, maar ja, ik heb wel dikke dijen." Ook schijnt ze tegen iemand gezegd te hebben: "Nee, ik ben er nog niet klaar voor, ik kom niet, ik wil nog niet dood." Ik denk dat haar te veel te vroeg verteld is en dat dit onze mogelijkheden om haar te ondersteunen blokkeert, ze laat ons er gewoon niet meer in.'
Verpleegkundige van wijkteam voor mensen met een verstandelijke beperking

17.1 Sommigen kunnen te veel informatie niet aan

Veel mensen met een verstandelijke beperking kunnen het goed aan als ze geholpen worden om hun situatie zo goed mogelijk te begrijpen. Zoals echter uit de voorbeelden blijkt zijn er ook mensen die niet alles willen weten, omdat ze er misschien te overstuur, bezorgd, bang of mismoedig van raken.

Het vooruitzicht dat iemand overstuur raakt van slecht nieuws is op zichzelf geen goede reden om het slechte nieuws dan maar niet te vertellen. Mijn collega Gary Butler, zelf iemand met een verstandelijke beperking, zei ooit geërgerd: 'Natuurlijk raakt hij overstuur! Hij gaat dood! Waarom zou hij niet overstuur mogen zijn?' Maar hij wist daar zelf eigenlijk het antwoord wel op. Veel mensen in ons onderzoek kregen de moeilijke waarheid vaak niet te horen, en Gary merkte op: 'Dat komt omdat ze niet weten wat ze aan moeten met mensen met een verstandelijk beperking die overstuur zijn.'

Wanneer moet je dan de keus maken om het slechte nieuws geheel (of gedeeltelijk) voor iemand achter te houden? Hoe weten we hoeveel we aan iemand moeten vertellen?

Het is natuurlijk het duidelijkst wanneer iemand zelf goed kan aangeven hoeveel hij wil weten. Jason legde duidelijk uit waarom hij niet wilde weten wanneer hij met vakantie zou gaan. Toch schuilt er soms ook een addertje onder het gras: veel mensen met een verstandelijke beperking antwoorden bevestigend als ze iets gevraagd wordt. ('Zal ik je er wat meer over vertellen?') Het is dus verstandig om die reactie te testen, zoals uit het volgende voorbeeld blijkt.

Is iemand echt klaar voor de informatie?

Vincent Sweeney was een man van 47 jaar met een lichte verstandelijke beperking bij wie longkanker werd geconstateerd. De prognose was niet goed, maar Vincent had dat niet helemaal begrepen, ook al had de arts het hem uitgelegd. Hij woonde op zichzelf, voelde zich vaak eenzaam en bang, en lag 's nachts te piekeren over zijn kanker.

Als onderdeel van mijn onderzoeksprogramma bezocht ik Vincent twee jaar lang regelmatig tot hij overleed. Op een bepaald moment probeerde ik uit te zoeken hoeveel hij over zijn kanker begreep en hoeveel hij er echt over wilde weten. Ik legde uit dat sommige mensen weten wat kanker is, misschien omdat ze het bij iemand anders in hun familie hebben meegemaakt, en dat andere mensen er helemaal niets van begrijpen. Had iemand het hem uitgelegd? 'Nee', zei hij. Wilde hij het weten? 'Ga je gang', zei hij en glimlachte naar me, alsof hij me uitdaagde. Ik ging daar niet onmiddellijk op in omdat hij me al zo vaak verteld had hoe verward en bang hij zich voelde door de kleine stukjes informatie die de artsen en verpleegkundigen hem hadden uitgelegd. Ik vertelde hem dat er allerlei vormen kanker zijn en dat ik niet veel wist van de specifieke kanker die hij had, maar dat ik hem wel uitleg kon geven over kanker in het algemeen. Eerst vroeg ik hem wat kanker voor hem betekende, wat hij ervan begreep. 'Nou, ik weet dat er verschillende soorten zijn', zei hij. 'Ik ken iemand met borstkanker, en dat is toch weer wat anders?' Moest ik hem dat uitleggen? Ik stelde hem die vraag nogmaals. Dit keer gaf hij een ander antwoord. 'Doe maar niet', zei hij. 'Ik ga er alleen maar over tobben. Straks ben jij weg en dan zit ik hier maar te piekeren en te malen over alles wat je allemaal gezegd hebt.'

Gebaseerd op Living with Learning Disabilities, Dying with Cancer *(Tuffrey-Wijne, 2010, p. 79).*

17.2   Kan iemand de informatie begrijpen, onthouden en afwegen?

Wanneer iemand niet in staat is aan te geven hoeveel hij wil weten, kunnen de volgende vragen nuttig zijn: kan deze persoon deze informatie *begrijpen, onthouden* en *afwegen?*[1] Is het antwoord 'nee' dan betekent dat niet automatisch dat het fout is om informatie te geven, maar wel dat je een zorgvuldige afweging moet maken.

---

1 Deze vragen worden in Engeland gebruikt om te beoordelen of iemand wettelijk wilsbekwaam is.

17.2.1 De informatie begrijpen

Als iemand echt niet in staat is te begrijpen wat er gezegd wordt dan zal die informatie waarschijnlijk geen schade aanrichten. Het is toch de moeite waard om te proberen zo veel mogelijk uit te leggen. Ook al zal iemand met een verstandelijke beperking niet alles begrijpen wat je vertelt, het is de kunst erachter te komen hoe jouw uitleg wordt geïnterpreteerd. Probeer jouw informatie te vereenvoudigen en in de kleinst mogelijke stukjes op te splitsen. Soms kan het ons verrassen hoe iemand onze uitleg interpreteert.

> **Het lichaam zonder hoofd**
> Shaun White's vader was overleden en Shaun kreeg van zijn begeleiders te horen dat het lichaam van zijn vader begraven was. De begeleiders dachten dat zij hem hiermee eenvoudig en ondubbelzinnig uitleg hadden gegeven. Maar Shaun werd alleen maar ongerust, want hij vroeg zich af waar zijn vaders hoofd dan was gebleven. Hij had de uitleg letterlijk opgevat: alleen het lichaam van zijn vader was begraven, dus zonder zijn hoofd.

Ik heb situaties meegemaakt waarin begeleiders in aanwezigheid van de persoon in kwestie onbekommerd zijn ziekte en slechte prognose bespraken. Ze gingen ervan uit dat dit niet uitmaakte omdat de persoon een dusdanige verstandelijke beperking had dat hij het toch niet zou begrijpen. Wees echter voorzichtig met deze veronderstellingen:

— Mensen kunnen wel eens meer begrijpen dan je denkt.
— Mensen leiden informatie af uit non-verbale signalen. Ze begrijpen de inhoud van de gesproken taal misschien niet, maar je kunt er vrij zeker van zijn dat ze de lichaamstaal en de emoties wel oppikken.
— Er zijn mogelijk andere mensen in de buurt die het gesprek horen maar niet geheel begrijpen (medecliënten bijvoorbeeld).

Als je over iemand praat waar hij bij is, dan betrek je hem bij het gesprek, ook al begrijpt hij je woorden niet. Ga dicht bij hem zitten, kijk hem aan (tenzij hij een hekel aan oogcontact heeft, zoals de meeste mensen met het fragiele-X-syndroom en sommige mensen met een autismespectrumstoornis), spreek hem eens aan (als dat passend is en hij het niet erg vindt) en raak hem af en toe aan – dit alles helpt mee om te voorkomen dat hij zich in de steek gelaten, geïsoleerd en verward voelt.

Soms is de informatie gewoon te moeilijk om te begrijpen en is het misschien beter om niets te zeggen.

> **De man die niet kon bevatten dat zijn vrouw kanker had**
> 'Een man met een verstandelijke beperking was getrouwd met een vrouw bij wie kanker was geconstateerd. Het leek wel alsof ik hem het slechte nieuws steeds opnieuw moest vertellen... We gaven hem een brochure met kankerinformatie, waarna de arts de volle vijf pagina's met hem doornam. Hij stelde veel vragen en het leek erop dat we alles goed hadden gedaan en hij alle antwoorden had gekregen. Bij de volgende

chemokuur, drie weken later, stelde hij echter weer exact dezelfde vragen. Hij zag er ook steeds zo gestrest uit. Dat was echt moeilijk. "Weet je nog dat we er toen over hebben zitten praten?""Ja, maar ik weet niet zeker of ik het allemaal wel begrepen heb.'"
    Verpleegkundige Algemeen Ziekenhuis

De artsen en verpleegkundigen in dit voorbeeld hadden hun best gedaan en zo goed mogelijk gehandeld door informatie te geven wanneer hij daarom vroeg. Na verloop van tijd werd echter duidelijk dat de kankerinformatie te veel en te ingewikkeld voor de echtgenoot was, en dat hij gestrest raakte. Het had hem geholpen als de informatie kort en simpel was gehouden: 'Chemotherapie zijn medicijnen tegen de kanker van je vrouw.'

17.2.2 De informatie onthouden

Informatie geven aan iemand die het niet onthoudt kan niet per se kwaad. Het kan bijvoorbeeld belangrijk zijn als die informatie nodig is om te begrijpen wat er in de nabije toekomst gaat gebeuren. Als de informatie echter stress veroorzaakt en hij het naderhand toch vergeet, kun je je afvragen of herhalen wel zin heeft. Dan schaadt het misschien meer dan dat het baat. Je zult moeten beslissen hoe belangrijk het is dat die informatie wordt herhaald. Dit kan het geval zijn als herhaling echt nodig is voordat iemand het begrijpt.

Dementie
'Een van onze patiënten was dement. Zijn kortetermijngeheugen was dusdanig verslechterd dat hij telkens weer dezelfde vragen stelde: "Kunnen ze me niet beter maken?""Nee." Wat leidde tot: "Ga ik dood?""Ja." Daar raakte hij telkens weer verschrikkelijk door in de stress.
    Arts palliatieve zorg

17.2.3 De informatie afwegen

Om de implicaties van de informatie te kunnen begrijpen is het nodig dat je de informatie kunt afwegen. Het is het vermogen om informatie in het perspectief van 'tijd' te plaatsen en het 'grotere geheel' te zien.

Geen tijdsbesef
- 'Ik ondersteunde een vrouw met hartfalen in het eindstadium en zij had helemaal geen tijdsbesef. Toen ze te horen had gekregen dat ze ging sterven schoot ze in de stress, wat achteraf eigenlijk niet nodig was geweest. Iemand vertellen dat hij doodgaat heeft geen betekenis, tenzij het vandaag, morgen of binnen een week gebeurt.'
    Verpleegkundige voor mensen met een verstandelijke beperking

- 'Mijn zoon begrijpt alleen heel concrete dingen. Hij neemt alles letterlijk. Mijn zus was terminaal ziek. Elke keer als ik thuiskwam nadat ik bij haar op bezoek was geweest, vroeg hij: "Is ze al dood?" We hadden hem verteld dat ze zou sterven, dus vroeg hij: "Waarom is ze nog niet dood? Jullie zeiden dat ze dood ging!" Dus als hij zelf ooit ziek zou zijn en je zou hem vertellen dat hij dood zou gaan, dan zou hij vragen: "Wanneer? Op welke dag? Hoe laat?" Je kunt hem niets vertellen over wat er gaat gebeuren zonder hem te zeggen wanneer het precies gebeurt.'
Moeder van een jonge man met een verstandelijke beperking en autismespectrumstoornis

Het grote geheel niet kunnen zien

'Een van onze cliënten is lid van de Centrale Cliëntenraad. Ze komt naar vergaderingen waar we bespreken wat er binnen de instelling gaande is en waar we beslissingen nemen over de toekomst. Dat is belangrijk, hoewel ik me soms afvraag of het wel goed is om haar te laten worstelen met zeer complexe informatie en zorgen, met name financiële zorgen. Ze raakte erg van slag toen we bespraken dat onze financieel directeur wegging en we een opvolger voor hem moesten zien te vinden. Ze bleef maar zeggen, bijna in tranen: "Maar *wie* gaat zijn werk dan doen?" We legden uit dat we een advertentie gingen plaatsen, maar dat begreep ze niet. Ze wilde eigenlijk al haar geld aan onze organisatie schenken zodat het feit dat we zonder financieel directeur zaten niet tot onze financiële ondergang zou leiden. Ze bleef hier lange tijd zeer gestrest over – tot we sollicitatiegesprekken met mogelijke kandidaten hadden gevoerd.'
Directeur van woonvoorzieningen voor mensen met een verstandelijke beperking

Als het iemand aan bepaalde vermogens ontbreekt – en dan met name het vermogen om informatie af te wegen – dan zullen slechts een beperkt aantal stukjes informatie bij hem binnenkomen ('we gaan nu naar het ziekenhuis') en andere niet ('we gaan morgen naar het ziekenhuis'; 'aan deze ziekte ga je dood'; 'we moeten beslissen waar je gaat wonen'). Dat komt doordat het de persoon in kwestie ontbreekt aan bepaalde stukjes informatie en feiten die nodig zijn om het grotere geheel te begrijpen, zoals:
- begrip van tijd;
- kunnen begrijpen dat je sommige dingen gewoon niet zeker kunt weten;
- abstracte concepten kunnen begrijpen, zoals 'van deze akelige behandeling word ik beter'.

Als iemand informatie niet goed kan afwegen, zou het schadelijk kunnen zijn als die persoon toch alle informatie krijgt. De beslissingen over wel of niet vertellen zullen dan moeten worden genomen door te overwegen wat 'in zijn belang' is. De persoon in kwestie moet hulp krijgen om de direct voelbare gevolgen van het slechte nieuws te begrijpen en te verwerken. Om vervolgens, naarmate de tijd verstrijkt, weer elke keer een nieuw stukje informatie toe te voegen. Dat zal hem helpen met de veranderende situatie om te gaan.

❯ Nadenkertjes

- Hoe weet je of iemand meer informatie wil? Als hij vragen stelt, kun je er dan zeker van zijn dat hij het antwoord wil horen?
- Begrijp je om welke informatie hij vraagt? Welke aannames heb jijzelf over de omvang of de complexiteit van de informatie die hij wil of nodig heeft?
- Is hij in staat de informatie te begrijpen?
- Is hij in staat de informatie te onthouden?
- Is hij in staat de informatie af te wegen – in context te plaatsen en 'het grotere geheel' te zien?
- Is hij in staat de informatie in het juiste tijdskader te plaatsen?
- Denk je, alles bij elkaar genomen, dat de informatie hem zal schaden? Zo ja, waarom denk je dat?

Onverwacht slecht nieuws

> **Een plotseling sterfgeval**
> Shamina Anand herinnert zich als de dag van gisteren hoe haar werd verteld dat haar vader plotseling aan een hartaanval was overleden. Shamina is 39 jaar, heeft een matige verstandelijke beperking en woont in haar eigen appartement. De dagelijkse routine is belangrijk voor haar, waaronder de vaste rituelen voor het slapen gaan en om 10 uur 's avonds het licht uit.
> 'Mijn zus belde aan. Ik slaap al. Ik werd er wakker van. Ze praatte door de brievenbus om te zeggen dat zij het was. Ik deed de deur open en ze zei: "Papa is dood." Ik barstte in tranen uit. Mijn zus zei: "Ik neem je mee naar het huis, naar mama." We gingen erheen. Iedereen was er, mijn broers en zussen en mijn neven en nichten en mijn oma en mijn tante. Behalve mijn vader, want die was dood.'

18.1   Onverwacht slecht nieuws vertel je direct

Iemand die onverwacht slecht nieuws te horen krijgt moet een grote sprong maken van de bestaande realiteit naar een nieuwe realiteit. Denk hierbij aan een plotseling verlies of andere plotselinge veranderingen in omstandigheden.

Onverwacht slecht nieuws kun je niet geleidelijk vertellen. De essentie van de informatie ('papa is dood') geef je onmiddellijk en in één keer, omdat de persoon dit nodig heeft om de plotselinge verandering in omstandigheden te kunnen begrijpen. Er is tijd noch ruimte om het begrip geleidelijk op te bouwen, te beoordelen welk concept van 'dood' de persoon in kwestie heeft of zelfs maar na te denken over haar capaciteit tot verwerking. Het slechte nieuws valt niet te negeren; het opbouwen van begrip en helpen met de verwerking moeten wachten tot later.

Onverwacht slecht nieuws geef je in enkelvoudige en eenduidige stukjes:
- eenvoudige taal;
- geen jargon;
- direct to the point komen.

Bijvoorbeeld:
- 'Papa is dood.'
- 'Je moet naar het ziekenhuis.'
- 'Er is geen disco vanavond.'
- 'De tv is kapot.'

18.2   Helpen met begrijpen

Naderhand kunnen familieleden, begeleiders en andere professionals helpen door de persoon in kwestie zo veel mogelijk stukjes informatie te geven om het slechte nieuws te laten bezinken en ook daadwerkelijk te leren begrijpen. Shamina's familie deed dit op een natuurlijke manier door Shamina op te halen en haar bij de ad-hocfamiliebijeenkomst en het rouwen te betrekken. Dit hielp Shamina niet alleen om te begrijpen wat 'papa is dood' betekent, maar ook welke gevolgen zijn dood heeft. Daarnaast zal het Shamina helpen als ze betrokken wordt bij het regelen van de begrafenis, bij haar moeder op bezoek te gaan nu zij alleen is, de condoleancekaarten te lezen, te zien dat haar verwanten huilen en de emotionele ondersteuning en warmte met elkaar te delen.

Bereid je voor op eindeloze herhalingen. Mogelijk tot vervelens toe voor de rest van de week – of misschien wel tot de volgende maand wanneer er weer wel disco is!

- 'Waar is papa?'
- 'Hij is dood.'
- 'Is papa dood?'
- 'Ja, hij is dood.'
- 'Is papa dood?'
- 'Ja.'
- 'Waar is papa?'

Of:

- 'Er is geen disco vanavond.'
- 'Geen disco vanavond?'
- 'Geen disco vanavond.'
- 'Is er disco vanavond?'
- 'Nee, er is geen disco vanavond.'

De volle omvang en consequenties van het slechte nieuws worden waarschijnlijk pas na verloop van tijd begrepen, naarmate de veranderde realiteit deel gaat uitmaken van een nieuw kennisframe.

❯ Nadenkertjes

- Wat is het slechte nieuws?
- Ervaart de persoon in kwestie de plotseling veranderende omstandigheden ook als slecht nieuws? Een ogenschijnlijk onbetekenende verandering ('er is geen disco vanavond') kan voor iemand erg slecht nieuws zijn en moet ook als echt slecht nieuws behandeld worden.
- Hoe kun je iemand het onverwachte slechte nieuws op een eenvoudige en eerlijke manier vertellen? Welke woorden, intonatie en lichaamstaal ga je gebruiken? Wie moet het nieuws vertellen?
- Welke stukjes informatie heeft iemand nodig om de veranderde situatie te begrijpen? Hoe kun je iemand helpen om onverwacht slecht nieuws te begrijpen – vandaag, morgen, volgende week, volgende maand?

Wat als er onenigheid is over wel of niet vertellen?

'Vertel het maar niet; daar gaat ze aan onderdoor'

Sarah Logan was 39 jaar en had een matige verstandelijke beperking. Ze woonde in haar eigen appartement. Haar familie was nauw betrokken bij haar leven. Haar familie was erfelijk belast met darmkanker en er waren meerdere verwanten aan deze ziekte gestorven. Toen haar vader terminaal ziek was vroeg Sarah aan haar moeder en broers en zussen: 'Hij gaat dood, hè?' Iedereen ontkende dat. 'Het is maar beter dat ze het niet weet', was het argument van haar moeder. 'Als we het haar vertellen, zou ze daaraan onderdoorgaan.'

Vijf jaar geleden werd bij Sarah zelf darmkanker geconstateerd. Haar familie stond erop dat haar niet verteld werd dat ze kanker had. 'Gebruik het woord 'kanker' niet', zeiden ze tegen het ziekenhuispersoneel. 'Zeg maar dat ze een knobbeltje heeft.' De artsen en verpleegkundigen hielden zich daaraan en vertelden Sarah dat ze een heleboel kleine knobbeltjes in haar buik had die eruit gehaald moesten worden. Ze werd geopereerd en kreeg chemo- en radiotherapie.

Een jaar geleden bleek dat de kanker helemaal uitgezaaid was. Nu was het duidelijk dat Sarah het niet zou overleven. En ook nu stond de familie erop dat Sarah de waarheid over haar ziekte niet mocht weten en wederom hield het ziekenhuispersoneel zich daaraan. 'Haar familie kent haar het beste', zeiden ze. 'Zij weten wat het beste voor haar is.' De begeleiders die Sarah al vele jaren ondersteunden, vonden het gebrek aan openheid erg moeilijk. Sarah stelde vragen en ze wisten niet wat ze daarop moesten antwoorden. Toen Sarah voor haar laatste levensmaanden in een verpleeghuis werd opgenomen, werd met het personeel afgesproken dat het besluit haar niets over de diagnose en de prognose te vertellen zou worden herzien als Sarah er ooit rechtstreeks naar zou vragen. Een paar weken voordat ze stierf vroeg Sarah aan de verpleegkundigen: 'Ga ik dood?' Ze kreeg nooit antwoord op haar vraag. Sarah's familie bleef er sterk op tegen dat Sarah de waarheid te horen zou krijgen en het personeel wilde niet tegen die wens ingaan. Hun communicatiebeleid werd echter nooit geëvalueerd. Sarah's vraag werd genegeerd. Een van de begeleiders zei naderhand: 'Ik denk er nog vaak aan. Sarah leed echt toen ze stierf en ik denk vaak: zou het niet beter zijn geweest als we het haar wel hadden verteld?'

19.1   Tegen slecht nieuws beschermd worden

Het antwoord op die vraag van de begeleider is waarschijnlijk: 'Ja, dat was beter geweest.' Vele medische professionals en begeleiders in Sarah's situatie onderschreven dit omdat Sarah zo uitgesproken was in haar vragen en het uitblijven van antwoorden haar zo duidelijk leed berokkende. Als Sarah geen verstandelijke beperking had gehad en het was duidelijk dat ze behoefte had aan openheid, dan zouden de artsen en verpleegkundigen de waarheid waarschijnlijk niet achterhouden. Dat zou immers ingaan tegen haar fundamentele recht op informatie. Waarom werd het haar dan toch niet verteld?

Als ik mensen vraag naar lastige slechtnieuwssituaties waarbij iemand met een verstandelijke beperking is betrokken, gaat het in de meeste gevallen om verschil in opvatting of iemand het wel of niet mag weten. Veelal (maar niet altijd) is het de familie die daarin terughoudend is.

> **'De familie houdt gewoon de wacht over hem'**
> 'De familie blokkeert letterlijk de toegang tot hem. Iemand had het over het wettelijk
> kader en patiëntenrechten, en ik denk dat ze bang waren dat we naar binnen zouden
> lopen en het hem achteloos zouden vertellen. Nu mag ik dus niet meer op bezoek
> komen en op de afdeling zijn ze er altijd; ze houden gewoon de wacht over hem om
> ervoor te zorgen dat niemand hem iets vertelt.'
> *Begeleider*

Er zijn diverse redenen waarom mensen met een verstandelijke beperking tegen slecht nieuws worden beschermd. We geven hier de ervaringen weer van twee familieleden die hun verwanten niets hadden gezegd over de naderende dood van een geliefd persoon.

> **'Ik kan het zelf niet aan om het hem te vertellen'**
> ▬ 'Ik vind het te moeilijk om over opa te praten. Ik ben ook bang dat het herinnerin-
> gen oproept als we over opa praten en dat hij dan overstuur raakt. Het is misschien
> beter om dat niet te doen. Mijn zoon praat niet, het is dus moeilijk voor hem om
> zijn gevoelens te uiten.'
> *Moeder van een man met een verstandelijke beperking wiens opa overleden was*
> ▬ 'De moed zinkt me in de schoenen als ik denk aan het moment waarop we haar
> moeten vertellen dat haar vader overleden is. Waar ik het bangst voor ben is dat ik
> het haar zelf moet vertellen. Haar reactie… Hoe kunnen wij haar daarbij helpen?'
> *Zus van een vrouw met een verstandelijke beperking wier vader terminaal was en daar
> niets over was verteld*

Dit zijn moeilijke en ingewikkelde situaties die met veel zorg en gevoel moeten worden aangepakt. In deze scenario's is duidelijk dat de familie behoefte heeft aan ondersteuning, maar ook dat iemand met een verstandelijke beperking behoefte heeft aan eerlijkheid.

19.2 Slecht nieuws over iemands eigen gezondheid

Als het slechte nieuws iemands eigen gezondheid betreft (waaronder nieuws over de diagnose en prognose), dan zijn er duidelijke richtlijnen voor het recht op informatie. Zoals een arts het stelde: 'Mijn patiënt komt op de eerste plaats. De familieleden zijn mijn patiënten niet.'

In Sarah's geval was duidelijk dat ze haar situatie best zou kunnen begrijpen en dat ze wilsbekwaam was. Door het ontbreken van informatie kon ze zelf geen beslissingen nemen – niet alleen over de behandeling, maar ook niet over wat ze wilde doen met de tijd die haar nog restte. Als iemand duidelijk tegen een professional aangeeft dat ze haar situatie beter wil begrijpen, en ze zou het inderdaad ook *kunnen* begrijpen, dan moet de professional die informatie verschaffen.

19.2.1 Begrip voor de familie

Als de familie niet wil dat je iets vertelt, verplaats je dan in hun positie. Iemand slecht nieuws brengen kan buitengewoon pijnlijk zijn, vooral als het je eigen kind – jong of oud – betreft. Voor sommige mensen is het gewoon onmogelijk. De ouders met wie ik gesproken heb waren daar heel helder over.

> **'Beschermende' ouders**
> 'Ik denk dat het je instinct is om iemand te beschermen. Er is natuurlijk ook een stem die zegt: "ze is volwassen en ze heeft er recht op om het te weten", maar ik denk dat je moederinstinct de overhand heeft en dat je denkt: waarom zou ik haar nog meer ellende bezorgen? Als moeder denk ik dat het echt je sterkste instinct is om je kinderen te beschermen.'
> *Moeder van een vrouw met een ernstige verstandelijke beperking*

19.2.2 Omgaan met de situatie

Omgaan met de situatie is natuurlijk gemakkelijker gezegd dan gedaan als sommige mensen ervan overtuigd zijn dat je iemand hoe dan ook tegen slecht nieuws moet beschermen. Hier volgen enkele suggesties om met de situatie om te gaan:

- Luister. Hun opvattingen zijn belangrijk en steekhoudend. Zoek uit wat ten grondslag ligt aan hun zorgen. Maken ze zich er zorgen over dat ze niet in staat zullen zijn om met de emoties van de persoon in kwestie om te gaan? Zo ja, kan hun dan hulp en ondersteuning geboden worden?
- Vraag waarom ze denken dat de persoon in kwestie de informatie niet aankan. Is er iets soortgelijks in het verleden gebeurd? Ze kunnen je misschien belangrijk inzicht in hun copingstrategieën geven.
- Leg kalm maar resoluut uit dat je geen keus hebt: je mag geen informatie achterhouden als de persoon in kwestie die informatie wenst en nodig heeft. Leg uit dat dit tegen de erecode van je beroep ingaat.
- Stel de familie gerust dat je de persoon heus niet lomp met de waarheid gaat overvallen en dat je er pas over begint als hij eraan toe is, en dat je alleen die stukjes informatie geeft die op een specifiek moment nodig zijn. Leg ook uit dat het voor jou zelf onmogelijk is om leugens te vertellen.
- Probeer uit te leggen dat mensen vaak het beste met hun situatie kunnen omgaan als ze die begrijpen. Ze merken bijvoorbeeld dat hun gezondheid aan het veranderen is. Als de omgeving blijft volhouden dat er niets aan de hand is dan kan dat zeer verwarrend en beangstigend zijn.

19.3 Ander slecht nieuws

Ander slecht nieuws ligt wat betreft de rechten van de persoon om de waarheid te horen in een grijzer gebied. Hoe bijvoorbeeld om te gaan met het slechte nieuws dat Sarah's vader stervende was?

Een groep cursisten niet vertellen dat een groepslid overleden is

'Ik leid wekelijks een cursus voor jongvolwassenen met een verstandelijke beperking. Het viel me op dat een van de cursisten al een paar weken niet gekomen was, dus ik vroeg de groep waar ze was. Ze zeiden dat ze het niet wisten en keken naar de twee begeleiders die ook aanwezig waren. Die haalden hun schouders op en zeiden dat ze het ook niet wisten, maar er leek een lichte paniek in hun reactie. Ze probeerden mijn blik te vangen en schudden met hun hoofd. Na afloop namen ze me apart en fluisterden dat die cursist gestorven was, dat ze dit de groep niet verteld hadden en dat ze dat ook niet van plan waren. Ze hoopten eigenlijk dat niemand ernaar zou vragen en dat het probleem vanzelf zou verdwijnen.
  Dramatherapeut

In deze situatie vertelden de begeleiders niet dat iemand overleden was. Daarmee ontnamen ze de cursisten de mogelijkheid om belangrijke kennis en ervaring op te doen rond dood en rouw, en zo hun kennisbasis op te bouwen – kennis die van invloed kan zijn op hun vermogen om te gaan met toekomstig verlies en de bijbehorende emoties.

Slecht nieuws, van welke aard ook, heeft een impact op de persoon; die heeft daarom het recht om het te weten en er zich op voor te bereiden. Dit betekent dat je nauw zult moeten samenwerken met diegenen die het nieuws liever willen achterhouden. Je zou kunnen proberen uit te leggen wat de gevolgen zijn als je iemand niet helpt bij het begrijpen van de situatie:

- Leg uit wat voor de hand ligt: slecht nieuws niet vertellen betekent niet dat het slechte nieuws verdwenen is.
- De waarheid zal uiteindelijk altijd zichtbaar en voelbaar worden ('je vader is overleden'; 'je zus verhuist omdat ze gaat studeren'; 'de woonvoorziening gaat dicht'). Als iemand daar niet op voorbereid is, komt dit als 'onverwacht slecht nieuws' (zie ▶ H. 18). Onverwacht slecht nieuws is moeilijker te verwerken en heeft naderhand een groter risico op gecompliceerde rouwreacties.
- Vraag: wanneer denk je dat we de zaken moeten uitleggen? Vóór, tijdens of nadat ze gebeurd zijn? Hoe lang erna? Ook al is slecht nieuws *nu* vertellen niet gemakkelijk, zal het er gemakkelijker op worden als je ermee wacht? (Denk aan het voorbeeld in het begin van dit boek, over de man die pas na zeven jaar te horen kreeg dat zijn vader overleden was.)
- Je zou kunnen uitleggen dat uit onderzoek gebleken is dat mensen beter met hun situatie omgaan wanneer ze die begrijpen.
- Bespreek het belang van de vertrouwensband. Als iemand merkt dat je onwaarheden verteld hebt, welk effect heeft dat dan op jullie vertrouwensrelatie?

19.4   Hoe je deze richtlijnen kunt gebruiken als er onenigheid is

Jij bent medeverantwoordelijk om iemand te helpen met het opbouwen van zijn kennis-frame en het ontwikkelen van inzicht in de situatie. Dat betekent dat je er zorgvuldig over moet nadenken hoe je dat doet, wat de juiste stukjes nieuwe informatie zijn en hoe je hem het beste kunt helpen om de nieuwe informatie te begrijpen – in het bijzonder wanneer hij verwarrende en tegengestelde berichten krijgt. Daarbij stel je jezelf expliciet de vraag of de nieuwe informatie iemand meer kwaad dan goed doet (zie ▶ H. 17). Het is belangrijk om zorgvuldig naar de familie te luisteren wanneer zij bezorgd zijn dat het slechte nieuws hun verwante meer kwaad dan goed zal doen. Zij hebben immers jarenlang ervaring met hem, kennen hem door en door, en hebben zicht op hoe hij met veranderingen en slecht nieuws omgaat. Een beslissing om tegen de wensen van de familie in te gaan neem je nooit lichtzinnig. Als jouw boodschap strijdig is aan die van de familie, wat doet dat dan met ie-mand? Wie wordt er geloofd? Je zult een manier moeten vinden om de persoon in kwestie in zijn verwarring te ondersteunen.

Onderdeel van Sarah's slechtnieuwssituatie was het feit dat haar naasten het slechte nieuws ontkenden. Deze ontkenning van de familie kan worden opgenomen in Sarah's ken-nisframe. In ◘ figuur 19.1 zie je welke mogelijke stukjes Sarah's achtergrondkennis bevatte.

Daarnaast beschikte ze mogelijk ook over kennis over wat er op het moment zelf aan de hand was (zie ◘ figuur 19.2).

Geen wonder dat Sarah in de war is. Ze vertrouwt haar familie, ze denkt dat haar moe-der het het beste weet, en toch klopt wat haar moeder zegt niet met het gevoel dat de dood nabij is. Je moet dan kiezen welke stukjes informatie jij gaat bekrachtigen: Sarah's moeder die zegt dat er niets aan de hand is of het gevoel van Sarah dat ze dood zal gaan. Jij weet al wat de toekomst brengt. Sarah heeft gelijk: ze gaat dood. Maar simpelweg de boodschap van haar moeder bekrachtigen zou Sarah juist nog meer in de war kunnen brengen. Ze zou zich geïsoleerd kunnen voelen en het gevoel kwijtraken dat ze ondersteund wordt. Ook al lijkt het alsof je haar niet kunt helpen bij het begrijpen van stukjes informatie over de toekomst, dan nog kun je haar wel bevestigen in dat wat zij in het heden ervaart.

> **'Ik vroeg hem wat hij dacht'**
> 'Een van onze cliënten was stervende aan chronisch hartfalen. Zijn familie drong er steeds weer op aan dat we er tegen hem over zouden zwijgen. En de artsen vertelden hem ook niets. Zelf sta ik laag in de rangorde, dus ik had niet het gevoel dat ik hem wat kon vertellen. Toen hij me dus vroeg: "Ga ik dood?", toen heb ik de vraag omgedraaid en vroeg hem: "Waarom denk je dat?" Hij zei dat hij zich zwak en moe voelde en niet het gevoel had dat hij beter zou worden. Hij had het ook over een andere cliënt die een paar jaar eerder na een langdurige ziekte overleden was. Hij zei: "Ik voel me net als hem." Toen vroeg hij opnieuw: "Ga ik dood?" Dus vroeg ik hem: "Wat denk je zelf?", waarop hij zei: "Ja, ik denk dat ik doodga." Ik zei toen tegen hem: "Ik denk dat je mis-schien wel gelijk hebt. Misschien is je tijd gekomen. Misschien ga je inderdaad dood." Het gekke is dat hij daarna veel kalmer leek. Zijn familie was woedend, maar ik legde uit dat ik hem niet verteld had dat hij doodging, maar dat hij dat zelf gezegd had. Uit-eindelijk zagen zij min of meer in dat dit inderdaad zo was.'
> *Begeleider in een woonvoorziening*

Mijn moeder weet het het beste	Ik vertrouw mijn familie	Mijn ziekte lijkt op die van mijn vader	Mijn vader is aan zijn ziekte gestorven

▣ Figuur 19.1 Mogelijke achtergrondkennis van Sarah.

Mijn moeder zegt dat er niets aan de hand is	Ik voel me alsof ik dood zal gaan	Ik ben in de war	Ik vind dat een leuke begeleider

▣ Figuur 19.2 Sarah's mogelijke kennis van het hier-en-nu.

❯ Nadenkertjes

- **Kijk naar de houding van alle betrokkenen rond het vertellen van slecht nieuws en probeer het standpunt van iedereen te begrijpen.**
- **Hoe kun je jouw standpunt aan anderen duidelijk maken? Mensen staan vaak pas open voor een ander standpunt wanneer zij zichzelf ook gehoord en begrepen voelen.**
- **Kun je tegenstrijdige stukjes informatie die iemand krijgt opsplitsen? Welke van die stukjes zou jij zelf kunnen bekrachtigen en ondersteunen?**

Aanvullende adviezen

Dit hoofdstuk geeft een aantal algemene aanwijzingen en tips die in een slechtnieuwssituatie van nut kunnen zijn. Sommige hiervan zijn overgenomen uit de algemene literatuur over slechtnieuwsgesprekken met volwassenen, tieners, kinderen en mensen met een verstandelijke beperking.

- **Vermijd het onderwerp niet**

Zorg ervoor dat je het nieuws niet zó lang vermijdt dat de persoon het slechte nieuws misschien al van iemand anders heeft gehoord. Slecht nieuws verdwijnt niet, en het is onze verantwoordelijkheid om mensen te helpen er op een zo goed mogelijke manier mee om te gaan. Dit houdt onder meer in dat je cruciale stukjes informatie op het juiste moment verstrekt – en niet stilletjes hoopt dat iemand die kennis op de een of andere manier wel ergens oppikt.

- **Bereid je erop voor dat er vragen kunnen komen**

Houd er rekening mee dat er lastige vragen gesteld kunnen worden en wees er klaar voor om die te beantwoorden, als je die antwoorden hebt tenminste. Je kunt je antwoorden misschien eerst eens met iemand anders doornemen.

- **Check of je de vraag goed begrijpt**

Vaak nemen we dingen aan over een vraag die iemand stelt. Het is zinnig om na te gaan of je begrepen hebt waar de vraag vandaan komt. Zelfs een ogenschijnlijk ondubbelzinnige vraag als 'Ga ik dood?' is niet altijd zo simpel. De vraag kan betekenen: 'Ga ik gauw/vandaag dood?', 'Ga ik ooit dood?', 'Ga ik net zo dood als mijn vader doodgegaan is?' of 'Ga ik dood door die ziekte en hoe gaat dat dan?' Bovendien weten we niet wat iemand weet en begrijpt van 'doodgaan'. Een eerlijk antwoord op die vraag kan daarom uiteenlopen van 'ja' tot 'nee' en 'ik weet het niet'. Om erachter te komen wat iemand bedoelt, kun je vragen: 'Waarom vraag je dat?', 'Waarom denk je dat?' of 'Wat denk je zelf?'

- **Bereid je erop voor dat er helemaal geen vragen kunnen komen**

Houd er rekening mee dat iemand vragen stelt die werkelijk niets met het onderwerp te maken hebben, of afleiding zoekt door over iets anders te beginnen. Een vervolg blijft uit en de persoon toont de volgende dag geen reactie op jullie gesprek. Ga er echter niet van uit dat hij je niet gehoord heeft of niet op het slechte nieuws reageert.

- **Wees eerlijk**

Je hoeft niet direct alles te vertellen wat je weet (vergeet niet dat kennis stukje bij beetje wordt opgebouwd), maar vertel nooit onwaarheden. Probeer je antwoord vanuit het perspectief van de ander te bekijken. In het volgende voorbeeld antwoordt de begeleider 'nee' op de vraag 'Ga ik dood?' Dat is niet noodzakelijkerwijs een onwaarheid, omdat ze weet dat de persoon in kwestie 'ja' opvat als 'het gaat meteen gebeuren', wat niet klopt. Realiseer je echter dat je het risico loopt bevoogdend te zijn – iemands behoefte aan informatie kun je (helaas) gemakkelijk verkeerd inschatten.

> **'Pas op het laatste moment vertel ik het hem'**
> 'Ik vertel hem alles altijd pas op het laatste moment. Ook al weet ik al een week van tevoren dat hij bezoek krijgt, dan vertel ik het hem toch pas zo laat mogelijk. Anders vraagt hij constant: "Waar is ze?, Is ze er al?, Is ze er als ik thuis kom?" Als ik tegen hem zou zeggen dat hij doodgaat dan zou hij denken dat dat morgen ging gebeuren. Dan zou hij eindeloos lopen vragen: "Ben ik er nog als we vanavond fris drinken?" Het zou een nachtmerrie zijn.'
> *Begeleider*

Zeg alleen de dingen waarvan je weet dat ze waar zijn en die je zelf gelooft. Zeg niet 'je verhuist naar een heerlijk nieuw huis waar je erg gelukkig wordt' als je niet zeker weet (en dat weet je niet) dat hij het nieuwe huis heerlijk zal vinden en er gelukkig zal worden. Raak niet verstrikt in ingewikkelde verklaringen over wat er na de dood gebeurt als je niet zeker weet dat jullie daar allebei hetzelfde over geloven.

- **Geef toe dat je iets ook niet weet**

Doe nooit alsof je iets weet terwijl dat niet zo is. Het is niet erg dat je niet alle antwoorden hebt – niemand weet alles! Als het echter om een belangrijke vraag gaat (en alle vragen zijn belangrijk), kijk dan of iemand anders het antwoord misschien weet: 'Ik weet het niet. Zullen we het aan de dokter/de manager/je broer vragen?'

- **Laat gevoelens van verdriet toe...**

Het is niet erg om te huilen en overstuur te zijn. Mensen met een verstandelijke beperking laten hun emoties vaak de vrije loop. Stress, zorgen, woede, opwinding en vreugde kunnen allemaal snel boven komen, getriggerd door iets wat onbelangrijk lijkt. Sommige mensen huilen gemakkelijk en snel. Het is belangrijk om dat toe te laten. Vergeet niet dat niet *jij* de tranen veroorzaakt, maar het slechte nieuws. Je kan en mag het verdriet van een ander niet verhinderen, je kunt beter ondersteuning bieden. De beste ondersteuning betekent: naast iemand staan, je niet afwenden of emoties verzachten, maar er gewoon zijn.

- **...inclusief die van jezelf!**

Het is ook belangrijk om ruimte voor je eigen emoties te hebben. Heb je iemand waarmee jij je emoties kunt delen? Dat zou ook degene met de verstandelijke beperking kunnen zijn aan wie je ondersteuning biedt. Het kan mensen echt helpen als ze zien dat iemand anders ook verdriet heeft. Het bevestigt hun eigen emoties en maakt nog duidelijker dat het nieuws inderdaad slecht is. Vincent Sweeney, een man met een matige verstandelijke beperking, realiseerde zich hoe erg het was dat de dokter hem vertelde dat hij kanker had: 'Ik zag mijn zus huilen. Ik heb haar nog nooit eerder zien huilen.'

Als het je allemaal te veel raakt, neem dan de tijd om emotioneel weer wat in evenwicht te komen en praat er later verder over. Lukt het je niet om over het slechte nieuws te praten zonder overstuur te raken, vraag dan aan anderen om je te helpen. Ze kunnen het eenvoudig uitleggen: 'Je moeder vindt dit vreselijk. Ze is te verdrietig om te praten. Ze denkt aan je vader, maar ze vindt het moeilijk om over hem te praten. In plaats van met je moeder kun je met mij/de verpleegkundige/je broer praten.'

- **Mensen hebben recht op ontkenning**

Mensen hebben *recht* op de waarheid, maar ze hebben niet de *plicht* om de waarheid te weten. Ontkenning, of gewoonweg niet over de situatie nadenken of praten, kan een belangrijk copingmechanisme zijn. Dring iemand nooit informatie op die hij (nog) niet wil horen. Begin niet opnieuw over iets als iemand er duidelijk niet over wil praten of nadenken.

- **Overdrijf niet**

Blijf niet te lang aan het woord. Vertel de ander wat hij weten moet, bied hem gelegenheid om een paar vragen te stellen, en laat het daarbij. Oefen geen druk uit. Vraag jezelf echter wel af of iemand het slechte nieuws negeert omdat hij het niet begrepen heeft – als dat zo is moet je hem helpen om het beter te begrijpen – of omdat hij ontkenning gebruikt – in dat geval respecteer je dat hij niet aan het slechte nieuws wil denken.

Als je iemand verteld hebt wat je hem vertellen moest, wacht dan tot hij bij je terugkomt en klaar is om er meer over te horen, of zoek bewust naar geschikte momenten om verder te praten. Stel hem gerust door hem te laten weten dat hij wanneer hij maar wil met je kan praten of je vragen kan stellen – en zorg ervoor dat je die belofte ook daadwerkelijk nakomt.

- **Herhaal de informatie**

Herhaal de sleutelinformatie op verschillende momenten en op verschillende manieren. Dit kan met woorden, afbeeldingen, ervaringen – alles wat je maar kunt bedenken.

- **Vraag deskundig advies**

Aarzel niet om een deskundige te raadplegen wanneer je dat nodig vindt. Vraag, afhankelijk van de situatie, hulp van professionals zoals een gedragsdeskundige, manager, AVG-arts, geestelijk verzorger of begeleiders en collega's.

Deel 4 Voorbeelden van de richtlijnen in de praktijk

Inleiding op de voorbeelden

Dit deel bevat voorbeelden van drie verschillende slechtnieuwssituaties:
a. Er is kanker bij je vastgesteld. De prognose is slecht en er zijn moeilijke keuzes te maken over het behandelingsplan.
b. Je moet verhuizen naar een nieuwe woonvoorziening.
c. Je vriend en huisgenoot die vergevorderde dementie heeft, gaat het eindstadium in.

Elk voorbeeld begint met een weergave van een uitgebreid kennisframe gevuld met een breed scala aan mogelijke stukjes informatie die met de situatie te maken hebben. De figuur wordt gevolgd door een beschrijving van verschillende individuele situaties, elk met een eigen praktische toepassing van het kennisframe.

21.1   Niemand kan het hele plaatje zien

Niemand heeft alle stukjes informatie die in het eerste, uitgebreide frame worden gepresenteerd. Niemand weet precies wat iemand allemaal voor achtergrondkennis heeft. Niemand kent de volledige omvang van wat er nu gebeurt en van wat er in de toekomst gaat gebeuren.

Daarbij wordt het nog ingewikkelder door het feit dat 'wat er nu gebeurt' en 'wat er in de toekomst gaat gebeuren' constant verandert. Dit betekent dat de toepassing van het kennisframe niet statisch is, maar dat het continu bijgesteld moet worden. Informatie waarvan je dacht dat ze cruciaal was voor iemands begrip, kan plotseling irrelevant worden; informatie waarvan je dacht dat ze wel tot een later moment kon wachten, kan urgent worden omdat de omstandigheden veranderen.

21.2   Het kennisframe vaststellen

In voorbeeld A zijn het begrijpen van 'ik heb kanker' en 'ik ga dood' slechts twee stukjes van een enorme hoeveelheid informatie en veranderingen. Deze twee stukjes hebben nauwelijks betekenis als ze niet worden ondersteund door iemands kennisframe.

De persoon in het centrum van de slechtnieuwssituatie beschikt al over enige stukjes informatie. Het is aan de familie, de begeleiders en andere professionals om uit te zoeken wat die stukjes zijn. Het vaststellen van iemands kennisframe is uitermate nuttig omdat het iedereen helpt begrijpen:
— welke informatie nu toegevoegd moet worden;
— welke informatie later toegevoegd kan en moet worden;
— welke informatie de persoon in kwestie niet nodig heeft;
— hoe groot elk stukje informatie kan zijn.

21.2.1 Het kennisframe noteren

Iemand helpen met het opbouwen van zijn kennisframe is teamwerk! De persoon in kwestie krijgt de beste ondersteuning als iedereen samenwerkt en de informatie met elkaar deelt. Het kan heel nuttig zijn om op te schrijven wat je denkt dat de persoon in kwestie al

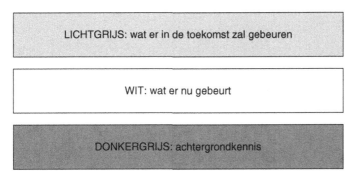

◘ Figuur 21.1   Ieder stukje kennis heeft z'n eigen kleur.

weet en wat je denkt dat hij zou moeten weten – nu en in de toekomst. Dit helpt je ook om te zien waar er gaten in je kennis zitten. Het geleidelijk opbouwen van een 'plaatje', zoals in de volgende voorbeelden, gebeurt niet alleen omdat je feitelijk stukjes informatie aan zijn kenniskader toevoegt; het plaatje groeit ook doordat je jouw inzicht in zijn bestaande kennisframe vergroot. Dit inzicht geeft je veel houvast wanneer je hem gaat ondersteunen bij de veranderingen in zijn leven.

21.3   De figuren in de voorbeelden 'lezen'

- De verschillende stukjes kennis zijn met een kleur gecodeerd (zie ◘ figuur 21.1). Deze kleurcodering is willekeurig gekozen en is uitsluitend bedoeld om het lezen en verwijzen makkelijker te maken.
- Stukjes kennis die iemand al heeft, zijn *geclusterd*. Stukjes kennis die toegevoegd moeten worden, zijn met *pijlen* aangegeven. Soms kloppen bestaande stukjes informatie niet en moeten ze worden verwijderd; deze stukjes zijn aangegeven met een naar buiten wijzende pijl.
- Er is geen specifieke volgorde waarin nieuwe informatie toegevoegd dient te worden. De gekleurde stukjes wijzen niet op een hiërarchie. Het staat vrij om 'toekomstige kennis' eerder dan of tegelijk met 'achtergrondkennis' toe te voegen.

Voorbeeld A: Jeremy en Christina hebben kanker

> **Slecht nieuws: 'Je hebt kanker'**
> Jeremy en Christina hebben slokdarmkanker. De tumor blokkeert hun slokdarm, waardoor ze niets meer kunnen doorslikken. Er zijn twee behandelopties:
>
> ■ Een operatie om de tumor te verwijderen. Daarbij krijgen ze een permanente PEG-tube (een voedingssonde die door hun huid heen rechtstreeks in de maag wordt ingebracht). Ze zullen dan nooit meer gewoon kunnen eten. De kans dat de kanker met de operatie voorgoed verdwijnt, is dertig procent.
>
> ■ Het plaatsen van een stent (een kunststof buisje) om de slokdarm weer doorgankelijk te maken. Ze kunnen dan wel eten, maar het gezwel blijft zitten en ze zullen er uiteindelijk aan overlijden.

Er bestaan veel verschillende mogelijke stukjes informatie (■ figuur 22.1).

22.1   Jeremy Wilson

Jeremy Wilson is 45 jaar en heeft een matige verstandelijke beperking. Hij woont met ondersteuning in een flat en heeft een baan in de keuken van een pizzeria, waar hij salades maakt. Hij heeft een druk sociaal leven met veel vrienden en heeft een goede band met zijn familie, bij wie hij vaak op bezoek gaat. Hij heeft een redelijk besef van tijd en kan abstracte concepten, waaronder sterven, vrij goed begrijpen. Hij weet dat je van kanker dood kunt gaan: zijn tante is aan borstkanker gestorven.

Jeremy is al een aantal maanden erg moe en niet in staat om te werken. Hij houdt van lekker eten en is overstuur nu hij al een paar weken zijn eten niet meer goed kan doorslikken. Hij wordt momenteel gevoed door een slangetje in zijn maag. Jeremy heeft een hekel aan die slang en wil ontzettend graag weer eens een pizza eten. Tot nu toe is hem niet verteld dat hij kanker heeft. Hij heeft een afspraak bij de specialist in het ziekenhuis en hem is verteld dat hij ter ondersteuning familie mee moet nemen. Zijn familie weet wel dat hij kanker heeft, maar niet wat de behandelopties zijn.

Jeremy gaat samen met zijn broer, zijn zus en zijn persoonlijk begeleider naar de afspraak. De arts en een verpleegkundig specialist leggen Jeremy uit wat de diagnose 'kanker' betekent en wat de behandelopties zijn. Jeremy begrijpt niet echt wat de arts zegt, maar hij weet dat er iets ernstigs en belangrijks aan de hand is; zijn broer komt normaal gesproken niet zomaar langs en zijn zus zit te huilen. Ondanks dat zijn zus verdrietig is, vindt hij het wel prettig dat hij hier met zijn familie bij de dokter zit: het geeft hem het gevoel dat hij belangrijk is en dat ze om hem geven.

Jeremy's familie wil niet dat hij geopereerd wordt. Het idee dat hij nooit meer lekker pizza zou kunnen eten en slechts een kleine kans op genezing, vinden ze voor hem niet in verhouding. Ze beseffen dat Jeremy zo mogelijk bij deze beslissing betrokken moet worden, en dat willen ze ook, maar ze weten niet hoe.

Ik word niet meer beter	Ik moet kiezen wat voor behandeling ik wil	Ik moet naar het ziekenhuis	Onzekere behandelresultaten
Ik weet niet hoe lang ik nog leef	Ik moet ophouden met werken	Ik ga dood	Ik wil zo lang mogelijk doorgaan
Ik zal weer kunnen eten	Ik weet niet of ik in mijn flat kan blijven wonen	Ik zal vaker op bed moeten liggen	Ik moet mijn begrafenis plannen
De verpleegkundige komt vaak op bezoek	Ik wil uit met mijn vrienden	Ik ben in de war	Ik ben bang
Ik kan niet eten	Ik heb kanker	Mijn familie is gekomen	Ik wil pizza eten
De dokter praat met mij en mijn familie	Ik ben moe	Ik kan niet naar mijn werk	De dagelijkse gang van zaken is veranderd
Het eten gaat via een slang naar mijn maag	Als je niet eet, ga je dood	Het eten gaat door je mond naar je maag	Mijn zus huilt
Kanker kan genezen worden	Mijn tante is aan borstkanker gestorven	Ik vertrouw mijn familie, mijn begeleiders en de dokter	Ik voel me al heel lang ziek
Mijn moeder neemt altijd alle beslissingen voor mij	Mijn kijk op de wereld	Ooit ga ik dood	Mijn besef van tijd
Elke kanker is anders	Ik mag keuzes maken	Van kanker ga je dood	De dagelijkse gang van zaken kan veranderen

☐ **Figuur 22.1** Frame Voorbeeld A: 'Je hebt kanker' - een reeks mogelijke stukjes informatie

Thuisgekomen vraagt Jeremy of hij doodgaat, net als zijn tante. Zijn familie legt uit dat niet elke kanker hetzelfde is en dat hij een ander soort kanker heeft dan zijn tante. Ze vertellen dat ze niet weten of hij doodgaat en dat zijn persoonlijk begeleider langskomt om hem verder uit te leggen wat er gebeurt.

Jeremy's begeleider komt verscheidene malen langs, meestal samen met de orthopedagoog, om goed uit te leggen wat de keuzemogelijkheden zijn. Ze maken daarbij gebruik van voorwerpen en tekeningen. Jeremy is er heel duidelijk over: hij wil gewoon eten, hij wil niet naar het ziekenhuis en hij wil geen voedingssonde. In de daaropvolgende weken kijken zijn begeleider en de orthopedagoog of hij daadwerkelijk begrijpt wat die keuze betekent. Of hij beseft dat hij niet meer beter zal worden en uiteindelijk zal sterven aan deze kanker. Wanneer Jeremy zegt dat hij niet geopereerd wil worden, vraagt zijn begeleider hem wat er zal gebeuren als hij die operatie niet krijgt. Jeremy zegt dat de kanker dan in zijn lichaam blijft. Daarop vraagt de begeleider wat er met hem gaat gebeuren als de kanker in zijn lichaam blijft. Jeremy antwoordt dat dit betekent dat hij dan doodgaat. Zijn begeleider bevestigt dat deze kanker hem steeds zieker zal maken en dat hij er uiteindelijk aan zal overlijden. Hij vraagt Jeremy wat het betekent om dood te zijn. Jeremy antwoordt: 'Dat betekent dat je nooit meer wakker wordt en dat je in een gat in de grond komt te liggen.' In de daaropvolgende dagen houdt hij vol dat hij niet geopereerd wil worden. De begeleider overlegt zijn bevindingen met de orthopedagoog, en zij concluderen dat Jeremy over het vermogen beschikt om deze beslissing te nemen. Dit rapporteren zij aan het medische team en Jeremy's familie, en zij respecteren zijn wensen.

Behalve zorg voor Jeremy besteden de begeleider en de artsen ook veel tijd aan ondersteuning van en uitleg aan de familie. Jeremy's familie onderstreept en herhaalt de informatie die Jeremy heeft gekregen van de professionals. Aangemoedigd door de persoonlijk begeleider voeren ze gesprekken met Jeremy over wat hij in zijn leven belangrijk vindt. Ze bezoeken hem zo vaak mogelijk en nodigen zijn collega's en vrienden uit.

Jeremy's familie vindt het behoorlijk lastig om met Jeremy over zijn ziekte te praten, maar ze helpen hem door zorgvuldig te luisteren naar wat hij met zijn leven wil. Alle betrokkenen geven uitleg en ondersteunen hem naarmate zijn gezondheid verslechtert. Als Jeremy zich op een dag erg misselijk voelt vraagt hij aan zijn moeder: 'Ga ik dood?' Zijn moeder weet dat Jeremy medicijnen tegen misselijkheid gebruikt en dat hij (hoogstwaarschijnlijk) nu nog niet dood gaat. Ze belt de wijkverpleegkundige, die dezelfde dag nog langskomt. De wijkverpleegkundige legt Jeremy uit: 'Er komt een dag dat je aan deze ziekte dood gaat. Maar nu nog niet. Je gaat nu niet dood. Je voelt je nu gewoon heel beroerd. Ik ga de dokter bellen om te vragen of hij iets tegen de misselijkheid kan geven.'

Een paar maanden later is Jeremy's gezondheid verder achteruitgegaan en is hij te zwak om nog uit bed te komen. Hij vraagt opnieuw: 'Ga ik dood?' Zijn moeder heeft van de arts begrepen dat Jeremy nu in de terminale fase zit en waarschijnlijk nog maar enkele dagen te leven heeft. Ze zegt tegen hem: 'Je bent nu erg zwak. Je lichaam is op. Ja, je gaat dood.' Ze houdt zijn hand vast terwijl de tranen over haar wangen lopen. Jeremy kijkt haar lange tijd aan en knikt dan. Alle puzzelstukjes zijn nu op hun plaats gevallen. Een paar dagen later overlijdt hij.

Het kennisframe van Jeremy staat in ◩ figuur 22.2 weergegeven.

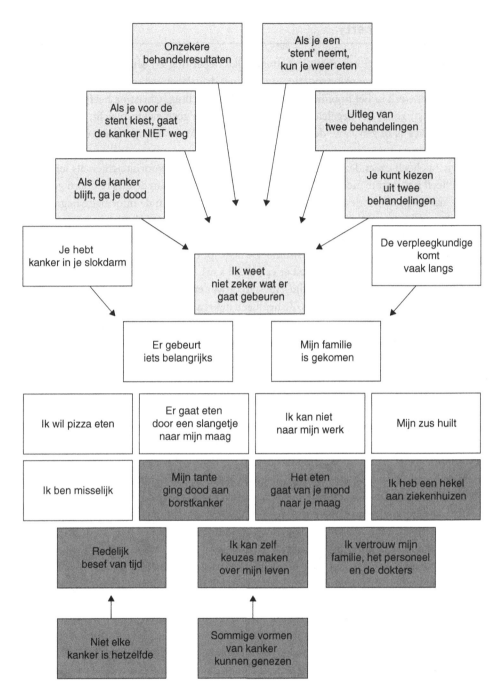

Figuur 22.2 Jeremy's huidige kennisframe, met nieuwe stukjes informaties (met pijltjes aangegeven) die in de loop van de komende weken aan dit frame moeten worden toegevoegd.

22.2   Christina Doherty

Christina Doherty heeft een matige verstandelijke beperking en een autismespectrum-stoornis. Ze woont in een woonvoorziening. Ze doet drie dagen per week met veel plezier administratief werk in het hoofdkantoor van de zorginstelling. Christina heeft een slecht tijdsbesef. Voor zover het begeleidend team weet heeft ze geen ziekte-inzicht, begrijpt ze niet wat kanker is of zelfs wat 'dood' betekent. Ze spreekt en begrijpt korte eenvoudige zinnen.

Christina heeft exact dezelfde vorm van kanker en dezelfde vooruitzichten als Jeremy. Ook zij heeft het slechte nieuws in het bijzijn van haar familie van de arts te horen gekregen. Ze laat op geen enkele manier zien dat ze ook maar iets van de informatie begrepen heeft, maar wel is te merken dat ze bezorgd is om haar zus, die zit te huilen.

Christina's kennisbasis is veel kleiner dan die van Jeremy. Er ontbreken belangrijke stukjes kennis in haar huidige kennisframe. Ze begrijpt niet waarom ze niet mag eten en waarom ze dat slangetje heeft (ze heeft er een hekel aan), en ze begrijpt niet goed waarom haar familie er is (al vindt ze dat wel fijn). Ze is in de war en heeft veel ondersteuning nodig om te begrijpen wat er aan de hand is. Ze heeft een hekel aan veranderingen en wil gewoon weer aan het werk. Ze wil niet naar het ziekenhuis.

Christina beschikt maar over weinig stukjes informatie. Ze heeft tijd nodig om aan nieuwe informatie gewend te raken en zich daaraan aan te passen. Er is een aantal stukjes dat ze niet kan bevatten omdat ze niet in haar referentiekader (haar huidige kennisframe) passen. Dit omvat onder andere de meeste informatie over wat er in de toekomst gaat gebeuren. Ze kan de kanker niet zien, dus voor haar is er geen kanker. Ze voelt zich niet doodziek en kan daarom niet begrijpen dat ze terminaal is.

Wanneer ze zich wel heel ziek voelt, vraagt ze echter: 'Ga ik dood?' Haar begeleiders antwoorden: 'Nee, je gaat nu nog niet dood. Maar je bent wel erg ziek. Je wordt niet meer beter.' Ze beseffen dat als ze 'ja' zouden zeggen, Christina zou denken dat het al snel zou gebeuren, en dat ze precies zou willen weten wanneer en waar ze dood zou gaan.

De beslissing om niet te opereren is een beslissing, waarbij haar familie, het begeleidend team, het ziekenhuisteam en de gedragsdeskundige betrokken zijn. In de loop van de tijd voegen haar familie en de begeleiders simpelweg kleine stukjes informatie toe aan wat ze meemaakt. Ze vertellen haar bijvoorbeeld pas dat ze naar een slaapkamer op de begane grond moet verhuizen wanneer ze dat ook zelf duidelijk inziet (ze is niet meer in staat tot traplopen).

Christina verblijft de laatste weken van haar leven in een hospice. Op een zekere dag vraagt ze aan haar zus: 'Blijf ik hier nu?' Haar zus antwoord: 'Ja. Je kunt niet meer naar huis. Je bent te ziek.' Christina vraagt: 'Ga ik dood?' Haar zus zegt: 'Ik denk het wel.' Ook voor Christina vallen de puzzelstukjes nu in elkaar. Ze vertoont geen tekenen van stress en overlijdt een paar dagen later.

Het kennisframe van Christina staat in ▪ figuur 22.3 weergegeven.

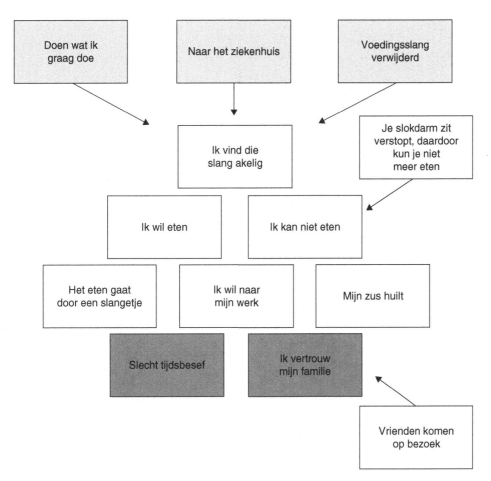

☐ **Figuur 22.3** Christina's huidige kennisframe, met nieuwe stukjes informatie die in de loop van de komende weken aan dit frame moeten worden toegevoegd.

Voorbeeld B: Ahmed en Carol moeten verhuizen

> **Slecht nieuws: 'Je moet verhuizen'**
> Ahmed woont al een aantal jaren in dezelfde woonvoorziening. Hij is er gelukkig, voelt zich thuis en heeft er vrienden gemaakt.
> Carol is juist helemaal niet gelukkig in haar woonvoorziening, maar ze is gewend aan de dagelijkse gang van zaken. Zij kan maar moeilijk omgaan met veranderingen.
> Bij beiden zijn de omstandigheden dusdanig veranderd dat de woonvoorziening hen niet voldoende zorg meer kan bieden. Zij moeten verhuizen naar een andere plek. Ze hebben geen keus. Ahmed moet binnen zes maanden verhuizen, Carol al binnen een week. In tegenstelling tot Carol heeft Ahmed een betrokken familie en een stabiel begeleidingsteam.

Er bestaan veel verschillende mogelijke stukjes informatie, zie ◯ figuur 23.1.

23.1 Ahmed Rashid

Ahmed Rashid is 22 jaar en heeft een ernstige verstandelijke beperking. Hij woont in een woonvoorziening voor jongeren met een verstandelijke beperking. In het weekend en tijdens de vakanties logeert hij thuis bij zijn familie. Ahmed woont hier al vanaf zijn zestiende, maar over zes maanden moet hij verhuizen omdat hij dan de leeftijdsgrens van 23 jaar bereikt.

Ahmed voelt zich er helemaal thuis. Het team is stabiel. Ze kennen hem goed, ze hebben hem in zijn ontwikkeling geholpen en hem gestimuleerd het beste van zijn vele mogelijkheden te maken. Claire, de muziektherapeut, is zijn favoriete lerares – Ahmed heeft een muzikale aanleg en geniet ervan om verschillende instrumenten te bespelen.

Ahmed communiceert met enkelvoudige woorden, geluiden en gebaren. Het gesproken woord begrijpt hij alleen als de zinnen kort en eenvoudig zijn. Abstracte concepten lijken voor hem te ingewikkeld. Zijn tijdsbesef is ernstig beperkt: als je hem 's morgens vertelt dat hij die middag muziekles heeft dan gaat hij onmiddellijk met zijn instrumenten zitten wachten tot de les begint. Het helpt hem om fotostrips te hebben van wat hem die dag te wachten staat. De foto's zitten met klittenband vast en laten zien wat er aan de beurt is: naar de dagopvang, naar huis, buiten spelen, handen wassen, eten, muziek maken. Is de activiteit gedaan, dan verwijdert Ahmed zelf de foto. Hij houdt niet van veranderingen in de dagelijkse routine.

Voor Ahmed is een nieuwe woonvoorziening gevonden. Zijn familie en het begeleidend team zetten alles in het werk om hem zo goed mogelijk op de verhuizing voor te bereiden. De komende zes maanden helpen zij hem met het uitbreiden van zijn achtergrondkennis (en daarmee zijn kennisbasis) door te laten weten dat het heel gewoon is dat mensen in hun leven verhuizen. Ze laten foto's zien van andere cliënten waar hij bevriend mee was, die het afgelopen jaar verhuisd zijn. Ze nemen Ahmed mee op bezoek naar een paar van zijn oude vrienden in hun nieuwe woonvoorziening en leggen uit dat dit nu hun nieuwe thuis is. Ze laten Ahmed de nieuwe slaapkamers van zijn vrienden zien, wat hij erg verwarrend vindt. Hij blijft maar 'niet zijn kamer' zeggen. Ook bezoeken zij met hem zijn

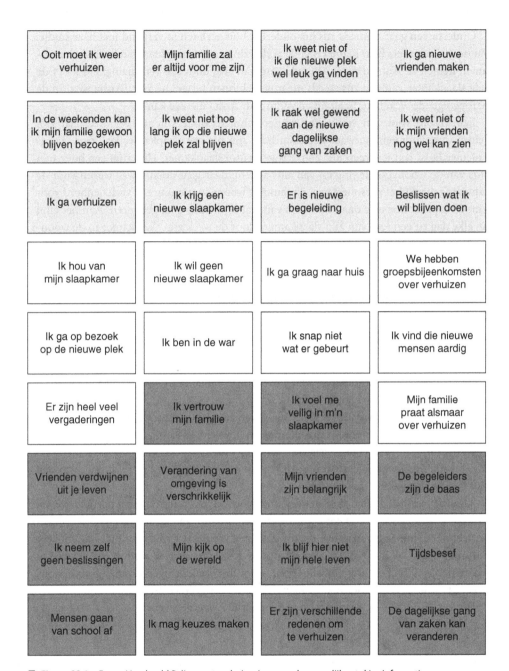

Ooit moet ik weer verhuizen	Mijn familie zal er altijd voor me zijn	Ik weet niet of ik die nieuwe plek wel leuk ga vinden	Ik ga nieuwe vrienden maken
In de weekenden kan ik mijn familie gewoon blijven bezoeken	Ik weet niet hoe lang ik op die nieuwe plek zal blijven	Ik raak wel gewend aan de nieuwe dagelijkse gang van zaken	Ik weet niet of ik mijn vrienden nog wel kan zien
Ik ga verhuizen	Ik krijg een nieuwe slaapkamer	Er is nieuwe begeleiding	Beslissen wat ik wil blijven doen
Ik hou van mijn slaapkamer	Ik wil geen nieuwe slaapkamer	Ik ga graag naar huis	We hebben groepsbijeenkomsten over verhuizen
Ik ga op bezoek op de nieuwe plek	Ik ben in de war	Ik snap niet wat er gebeurt	Ik vind die nieuwe mensen aardig
Er zijn heel veel vergaderingen	Ik vertrouw mijn familie	Ik voel me veilig in m'n slaapkamer	Mijn familie praat alsmaar over verhuizen
Vrienden verdwijnen uit je leven	Verandering van omgeving is verschrikkelijk	Mijn vrienden zijn belangrijk	De begeleiders zijn de baas
Ik neem zelf geen beslissingen	Mijn kijk op de wereld	Ik blijf hier niet mijn hele leven	Tijdsbesef
Mensen gaan van school af	Ik mag keuzes maken	Er zijn verschillende redenen om te verhuizen	De dagelijkse gang van zaken kan veranderen

◘ Figuur 23.1 Frame Voorbeeld B: 'Je moet verhuizen' - een reeks mogelijke stukjes informatie.

nieuwe woonvoorziening. Ze vertellen hem in eerste instantie niet dat dit zijn nieuwe thuis wordt, maar stellen de cliënten aan hem voor. De begeleiders van zijn nieuwe woonvoorziening komen enkele keren bij Ahmed op bezoek, en na een paar keer herkent Ahmed hen en vindt hij het fijn om ze te zien.

Ondertussen gaat Ahmeds zus het ouderlijk huis verlaten in verband met haar studie. Wanneer zijn ouders haar helpen met de verhuizing en het inrichten van haar studenten- kamer, nemen ze Ahmed mee. Ahmed is erg van slag door die verhuizing. Hij loopt de oude slaapkamer van zijn zus steeds maar weer binnen terwijl hij zegt: 'Aisha weg.' In de daaropvolgende weken herhaalt hij voortdurend: 'Aisha nieuwe kamer.'

Een maand voor zijn verhuizing nemen Ahmeds ouders hem weer mee naar zijn nieuwe woonvoorziening, waar het team hem zijn nieuwe slaapkamer laat zien. 'Dit is je nieuwe huis,' legt iedereen uit, 'en dit is je nieuwe slaapkamer.' Hij krijgt een boek met foto's van de woonvoorziening en van alles wat hij daar gaat doen. Twee weken voor de verhuizing maakt het personeel van zijn huidige woonvoorziening een verhalenbord voor hem. Er is plek voor elke dag, met foto's van wat er die dag gaat gebeuren. Aan het eind van elke dag zit een foto van zijn slaapkamer (door de week zijn slaapkamer in de woon- voorziening, in het weekend zijn slaapkamer in het ouderlijk huis). Op de veertiende dag is een foto te zien met het personeel dat gedag zwaait, de auto van het gezin, koffers, en de nieuwe woonvoorziening met de nieuwe slaapkamer. Elke avond neemt een begeleider of Ahmeds familie het verhalenbord met hem door, waarbij de foto's van die dag worden verwijderd en vooruitgelopen wordt op de verhuizing.

De dag voor de verhuizing komt Ahmeds familie helpen zijn koffers en dozen in te pakken. Ahmed is hierdoor wat verstoord, maar het lukt hem om kalm te blijven. De volgende dag wuift hij iedereen tamelijk opgewekt gedag en is hij opgewonden door de verhuizing. Hij gaat onmiddellijk naar boven naar zijn nieuwe slaapkamer, waarbij hij steeds maar weer 'nieuwe kamer' herhaalt.

Ahmed raakt snel gewend. Vooral de nieuwe muziekles op dinsdag en donderdag vindt hij leuk. Er hangt een grote foto van cliënten en begeleiders van zijn oude woonvoorzie- ning aan zijn muur. Hij vraagt vaak naar ze. Zijn vader gaat nog een paar keer met hem langs bij zijn oude woonplek. Wanneer hij in de weekends thuis is, is hij minder van slag door de lege slaapkamer van zijn zus.

Ahmeds familie en het begeleidend team zijn ervan overtuigd dat het enorm geholpen heeft dat ze tijd hadden om hem voor te bereiden, waarbij ze niet meteen over zijn eigen aanstaande verhuizing begonnen maar hem eerst vertrouwd maakten met het concept 'verhuizen'. Wat ook hielp, is dat Ahmeds directe toekomst visueel werd weergegeven. Op het moment zelf had hij nog niet alles door, maar de veranderingen kwamen minder on- verwacht, waardoor het voor hem gemakkelijker was om ermee om te gaan.

Het kennisframe van Ahmed staat in ◼ figuur 23.2 weergegeven.

23.2   Carol Green

Carol Green is 21 jaar en heeft een matige verstandelijke beperking. Ze woont sinds een paar jaar met twee medecliënten in een woonvoorziening. Overdag en 's avonds is er een begeleider aanwezig, 's nachts niet. Carol vindt het leven soms moeilijk en kan niet goed tegen veranderingen. In de afgelopen twee jaar zijn er veel veranderingen geweest. Van het oorspronkelijke begeleidingsteam is er nog maar één iemand over en geen van haar medecliënten bleef langer dan een jaar. Om uiteenlopende redenen vertrokken zij

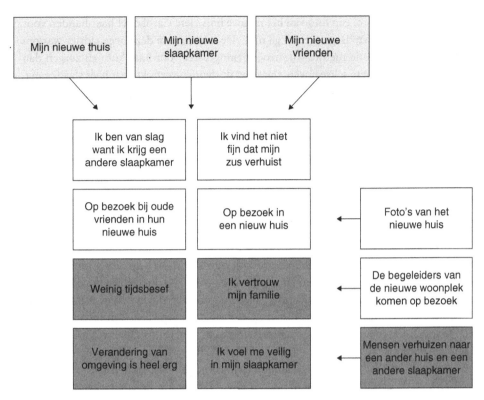

◘ Figuur 23.2 Ahmeds huidige kennisframe, met nieuwe stukjes informatie die in de loop van de komende zes maanden aan dit frame moeten worden toegevoegd.

(samenwonen, dichter bij familie gaan wonen, naar een verpleeghuis door zeer slechte gezondheid). Carols familie woont elders in het land en op het sturen van kerst- en verjaardagskaarten na heeft ze geen contact met hen.

Carol vertoont geregeld onvoorspelbaar gedrag. Ze heeft onlangs een paar keer andere mensen geslagen en uitgescholden. De begeleiders begrijpen haar gedrag niet en maken zich zorgen over de impact die dit heeft op de andere cliënten. Na een aantal vergaderingen wordt besloten dat deze woonvoorziening niet meer geschikt is voor Carol. Het begeleidingsteam vindt dat zij onvoldoende kennis, ervaring en inzicht hebben om Carol te kunnen bieden wat zij nodig heeft. Op een avond, als de begeleiding vertrokken is, slaat Carol de televisie stuk. Er wordt daarom tijdelijk een nachtwacht ingeschakeld. Ondertussen is elders een plaats vrijgekomen op een screeningsafdeling. Deze plaats moet echter wel binnen een week gevuld worden.

Het team overlegt met de orthopedagoog hoe zij Carol het beste kunnen ondersteunen bij deze plotselinge verandering in haar leven. Carol weet nog niet dat ze misschien moet verhuizen omdat ze nooit goed met onzekerheid heeft kunnen omgaan en het ook nog niet zeker is wat de directe toekomst gaat brengen. Carol is verbaal vaardig en heeft redelijk inzicht in oorzaak en gevolg. Op dinsdag vertelt haar persoonlijk begeleidster dat de orthopedagoog om twee uur langskomt om met hen beiden over Carols toekomst te praten. Bij aanvang van het gesprek zegt de orthopedagoog meteen: 'Je verhuist zaterdag naar een ander huis.' Ze laat Carol een foto van het nieuwe huis zien. Carol doet haar handen voor haar ogen en schreeuwt: 'Ik ga niet, ik ga niet!' De intentie van deze begeleidster was om uit te leggen dat ze in de nieuwe woonvoorziening beter voor haar kunnen zorgen dan hier. Maar Carol begint te schreeuwen, slaat met de deur en vertrekt naar haar slaapkamer.

De komende dagen praten de begeleiders zo veel mogelijk over Carols verhuizing. Binnen Carols gehoorafstand leggen ze het de andere cliënten uit: 'Carol is overstuur. Ze gaat verhuizen maar vindt dat helemaal niet leuk.' Ze richten zich dan tot Carol: 'Zo is het toch, Carol? Het is heel vervelend om te moeten verhuizen. Je wilt niet weg en je hebt er niet voor gekozen.' Een van de begeleiders biedt aan om samen met Carol de nieuwe woonvoorziening te gaan bekijken, maar Carol weigert om in de auto te stappen. De hele week blijven de begeleiders zeggen dat Carol zaterdag gaat verhuizen.

De orthopedagoog adviseert Carols persoonlijk begeleidster om elke dag op een vast tijdstip met Carol te praten over de verhuizing. Op woensdag lukt het om vijf minuten met Carol te praten voordat zij de kamer uitstormt. Ze kijken samen wederom naar foto's van het nieuwe huis. De begeleidster vertelt dat Carol daar meer begeleiders om zich heen zal hebben die haar kunnen helpen als ze zich boos voelt. Op donderdag praat ze twintig minuten met Carol. Dit keer bekijken ze foto's van cliënten die al eerder vertrokken en hebben het erover waarom zij verhuisden. Carol wijst alsmaar naar één foto: 'Zij is met haar vriend gaan samenwonen.' De begeleidster vraagt: 'Ben je misschien verdrietig omdat je ook graag met een vriendje wilt samenwonen?' Carol trekt haar knieën op, wiegt een beetje, en zegt dan: 'Ja.' Tijdens de gezamenlijke maaltijd gaat de begeleidster op dit onderwerp door en de groep denkt hardop na over alle verschillende redenen waarom mensen verhuizen. Op vrijdag zit de begeleidster twee uur lang bij Carol. Ze maken foto's van haar kamer, pakken haar dozen in en hebben het over hoe verdrietig verhuizen kan zijn. Carol gaat zes keer haar kamer uit en schreeuwt naar haar begeleidster: 'Ik haat je!' Ten slotte gaat ze op haar bed zitten huilen.

Op zaterdag vraagt Carol steeds naar haar persoonlijk begeleidster, maar die heeft geen dienst. Twee andere begeleiders brengen haar naar haar nieuwe woonvoorziening. Carol stapt rustig in de auto. Ze krijgt een duidelijk en gestructureerd tijdschema van de gang van zaken in haar nieuwe woonvoorziening. Haar nieuwe begeleiders praten met haar over haar leven, zowel over vroeger als over de afgelopen moeilijke weken. Maar wat Carol het meeste helpt, zijn de paar bezoeken van haar vroegere persoonlijk begeleidster, met wie ze in de week voor de verhuizing zo'n sterke vertrouwensband had opgebouwd. Carol zit vaak op haar bed met haar handen voor haar oren, maar na een paar weken begint ze op een wat opener wijze om te gaan met de mensen om haar heen.

Het kennisframe van Carol staat weergegeven in ◘ figuur 23.3.

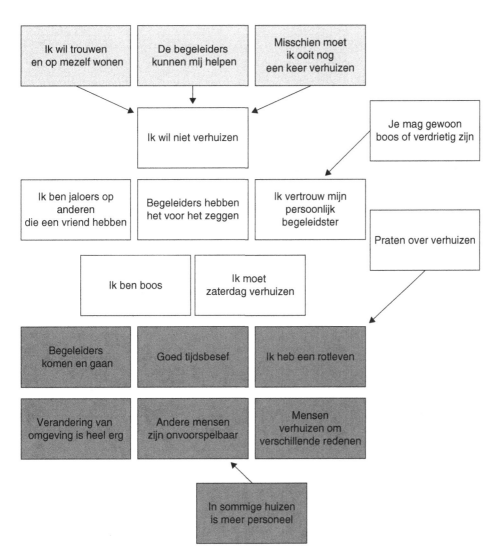

■ Figuur 23.3   Carols huidige kennisframe, met nieuwe stukjes informatie die in de loop van de komende paar dagen aan dit frame moeten worden toegevoegd.

Voorbeeld C: de vriend van Moira, Ben en Isabel is dement geworden

> ### Slecht nieuws: 'Jullie vriend is dement geworden'
> Moira, Ben, Isabel en Jamie zijn vrienden en kennen elkaar al van kinds af aan. De afge-
> lopen 25 jaar wonen zij in dezelfde woonvoorziening. Het team is toegewijd en betrok-
> ken, de meeste begeleiders werken er al jaren.
>
> Jamie is nogal vreemd gedrag gaan vertonen. Hij was altijd een grote hulp in de
> keuken en dekte de tafel. Daar was hij goed in, maar nu maakt hij er fouten bij. Hij is
> 's nachts al een aantal keren bij anderen op de kamer gesignaleerd om daar hun licht
> aan te doen. Ook heeft hij naar zijn vrienden geschreeuwd, wat voor deze normaliter
> vriendelijke man erg ongebruikelijk is.
>
> Jamie heeft dementie en is nu in een stadium beland waarin hij steeds meer on-
> dersteuning nodig heeft. Zijn arts denkt dat hij niet langer dan een jaar te leven heeft.
> Er is Jamie verteld dat hij dement is en daardoor niet goed meer kan nadenken. Soms
> is hij verward en dan legt de begeleiding hem uit dat zijn hersens niet meer goed wer-
> ken. Met die verklaring is hij tevreden. Soms zegt hij tegen zijn vrienden: 'Mijn arme
> hersens zijn kapot.'

Er bestaan veel verschillende mogelijke stukjes informatie, zie ◘ figuur 24.1.

24.1   Moira Evans

Moira is het meest zelfstandig van alle vier. Ze is 56 jaar en heeft een lichte verstandelijke
beperking. Ze werkt vier dagen per week in een tuincentrum en komt regelmatig met grote
bossen bloemen thuis, die een mooi plekje in huis krijgen. Jamie werd altijd blij als Moira
een prachtige vaas met bloemen op tafel zette terwijl hij de tafel aan het dekken was.

Moira heeft een uitstekend verbaal begripsvermogen en kan zich ook goed met woorden uitdrukken. Ze begrijpt wat dementie is. Ze was erg close met haar moeder, die
dement was en drie jaar geleden in een verpleeghuis overleed. Moira vond het toen erg
moeilijk dat haar moeder haar niet meer herkende. Haar familieleden en haar begeleiders
deden echter hun best om Moira te helpen hiermee om te gaan.

Toen Jamie voor het eerst fouten maakte bij het tafeldekken, lachte ze alleen maar om
hem. Toen hij echter steeds meer in de war raakte, begon ze vragen te stellen: 'Wat is er nou
met hem?' Zes maanden geleden vertelden de begeleiders eerst Jamie, maar daarna ook
aan haar dat hij dementie heeft. Ze maakt zich nu grote zorgen en een begeleider hoorde
haar tegen Jamie zeggen: 'Mijn moeder ging dood. Ze was dement en nu is ze dood.'
Waarop Jamie antwoordde: 'Ik ben goed hoor, alleen mijn arme hersens niet.'

De begeleiding voert regelmatig gesprekken met Moira over Jamie, maar ook over haar
overleden moeder. Ze zijn op zoek naar hoe ze Moira dingen kunnen uitleggen zonder dat
zij zich al te grote zorgen maakt (of anders Jamie wel, aan wie ze vaak vertelt wat mensen
haar uitgelegd hebben). De teammanager schakelt de orthopedagoog en geestelijk verzorger in om een plan te maken. De orthopedagoog komt nu regelmatig langs. Samen met
Moira's persoonlijk begeleider legt hij haar uit dat iedereen anders is en dat Jamie misschien
wel hier kan blijven wonen. Wanneer ze ernaar vraagt, leggen ze uit dat Jamie erger dement
zal worden (net als haar moeder), maar ze leggen haar ook uit hoe ze Jamie kan helpen.

Jamies familie zal vaker op bezoek komen	Informatie over dementie opzoeken	Jamie gaat het moeilijker met eten krijgen	We blijven altijd van Jamie houden
Niet weten of Jamie bij ons kan blijven wonen	Jamie heeft steeds meer hulp nodig	Jamie gaat dood	Thuis wat extra voor Jamie zorgen
Jamie is dement	Jamie raakt steeds meer in de war	Jamie herkent me niet meer	Ik wil dat Jamie bij ons blijft wonen
De begeleiding praat met ons	Er komen verpleegkundigen aan huis	Ik vind het niet fijn als Jamie anders doet	Ik wil Jamie helpen
De begeleiding is vriendelijk voor Jamie	Ik vraag me af of Jamie dood gaat	Ik vind Jamie aardig	Jamie wordt nog erger dement
Jamie schreeuwt vaak	Ik maak me zorgen over Jamie	Ik begrijp niet wat er aan de hand is	Jamie maakt me 's nachts wakker
Jamie doet dingen fout	Ik vertrouw het personeel	Ik voel me veilig in dit huis	Jamies familie komt vaker op bezoek
Jamie doet raar	Veranderingen zijn verwarrend	Mijn vrienden zijn belangrijk voor me	Ik vind vergaderingen leuk
We blijven altijd samen in dit huis wonen	Mijn kijk op de wereld	Dementie is een ziekte in je hoofd	Ooit ga je dood
Mijn moeder was dement	Mijn moeder is gestorven	Mijn moeder was erg in de war	Jamie dekt altijd de tafel

◻ Figuur 24.1 Frame Voorbeeld C: 'Je vriend is dement geworden' - een reeks mogelijke stukjes informatie.

Moira's begeleider geeft haar een boek waarin aan de hand van afbeeldingen het verhaal verteld wordt van een vrouw die dementeert. Moira vindt het een mooi boek; het verhaal helpt haar om over haar moeder te praten en na te denken over wat er met Jamie gebeurt.

Moira vindt het heel erg voor Jamie dat zijn toestand verslechtert en ze legt zijn woede-uitbarstingen vaak aan de anderen uit: 'Het komt door zijn hersens, hij kan er niks aan doen.' Ze neemt het tafeldekken van hem over en is erg lief en geduldig wanneer hij het bestek keer op keer verkeerd neerlegt. Ze brengt vaak extra bloemen mee voor Jamies slaapkamer en hij vindt dat prachtig.

Omdat Jamie steeds meer ondersteuning en toezicht nodig heeft, komt er personeel bij. Speciaal voor hem is er nu 's nachts iemand aanwezig om te voorkomen dat hij naar de kamer van anderen zwerft. Geleidelijk aan wordt Jamie minder mobiel en krijgt hij slik-problemen. Op dat moment vraagt Moira opnieuw aan haar begeleider of Jamie doodgaat, waarop zij antwoordt: 'Ja. We weten alleen niet wanneer. Maar hij zal, net als jouw moeder, aan deze ziekte doodgaan.' Moira huilt en zegt: 'Ik wil niet dat Jamie naar een verpleeghuis gaat.' Haar begeleider zegt dat zij dat ook niet wil en dat ze hun best gaan doen om thuis voor Jamie te blijven zorgen, maar ze zegt erbij dat er altijd iets kan gebeuren waardoor dat te moeilijk wordt. Sommige mensen moeten gewoon naar het ziekenhuis.

Moira zit soms urenlang geduldig bij Jamie, helpt hem om theelepeltjes vla te eten en houdt zijn hand vast. De begeleiders leggen haar de symptomen uit die Jamie tijdens zijn ziekte vertoont, en beantwoorden al haar vragen eerlijk.

Jamie overlijdt uiteindelijk 's nachts, thuis, vredig en rustig. Al zijn vrienden komen 's morgens bij hem kijken en Moira blijft twee uur bij hem zitten. Iedereen wordt volledig betrokken bij het organiseren van de begrafenis. Een jaar later praten ze nog vaak over Jamie; ze missen hem maar kunnen ook veel grapjes maken over alle dingen die ze met hem meemaakten.

Het kennisframe van Moira staat in ▣ figuur 24.2 weergegeven.

24.2 Ben Abraham

Ben is 47 jaar en heeft een matige verstandelijke beperking. Hij is een extraverte en sociale man met een grote groep vrienden. Overdag is hij meestal thuis want zijn dagopvang is onlangs gesloten. Zijn favoriete bezigheid is de wekelijkse disco, waar hij deejay is. Laat Ben een popsong horen en hij vertelt je precies de titel, de artiest en het jaar waarin het nummer uitkwam. Ben is verbaal sterk, al lijkt hij niet altijd de betekenis van de woorden die hij gebruikt ook echt te begrijpen.

Ben en Jamie zijn altijd erg hecht met elkaar geweest. Tot voor kort deelden ze een slaapkamer. Niet dat dit moest, maar zij wilden dit zelf graag. Maar toen Jamie 's nachts begon rond te zwerven vond Ben het ook beter dat Jamie een eigen kamer kreeg. Toch vindt Ben dat maar niks, hij mist Jamies gezelschap.

Ben maakt zich grote zorgen over Jamies veranderende gedrag. Hij is van slag als Jamie twee messen naast zijn bord legt, in plaats van een mes en vork. Hij kijkt erg bang wanneer Jamie naar hem schreeuwt. Ben stelt nooit vragen over Jamie. Hij heeft Moira het woord 'dement' horen gebruiken en dat herhaalt hij soms ('Jamie is dement'), maar hij heeft er geen idee van wat dat betekent.

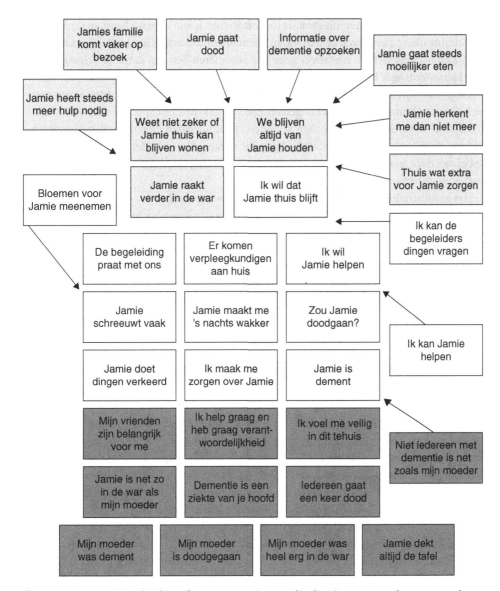

◨ Figuur 24.2   Moira's huidige kennisframe waaraan nieuwe stukjes kennis moeten worden toegevoegd.

Bens persoonlijk begeleidster komt bij hem zitten en probeert hem uit te leggen dat 'dementie' een ziekte is. En dat Jamie door die ziekte steeds meer moeite heeft om de dingen op de goede manier te doen. Ben knikt, maar de begeleidster heeft niet het idee dat hij het begrepen heeft. Ze geeft hem hetzelfde boek over dementie als Moira bekeken heeft en hij lacht om de afbeelding waarop de vrouw een fles melk in de wasmachine stopt. 'Net als Jamie', zegt hij. Hij houdt het boek een paar weken bij zich en laat het aan bezoekers zien: 'Net als Jamie.'

Het personeel vertelt Ben niet wat de toekomst voor Jamie in petto heeft, maar bij elke verandering die ze zien geven ze Ben uitleg. 'Omdat Jamie dement is, kent hij je naam niet meer. Zijn hersens werken niet meer goed.' Ze stimuleren Ben om Jamie te helpen, maar door Jamies gedrag is Ben daar vaak te gefrustreerd voor. Ben vindt het wel leuk dat Jamie zo graag naar zijn favoriete muziek luistert. Wanneer Jamie te zwak geworden is om nog het huis uit te kunnen, vraagt het begeleidingsteam aan Ben om speciaal voor Jamie een discoavond te organiseren. Er worden vrienden en familieleden uitgenodigd en Ben vindt het fantastisch om al Jamies favoriete liedjes uit te zoeken. Het is duidelijk dat Ben en Jamie allebei van deze avond genieten. In de volgende (en laatste) maanden zet Ben vaak 'Jamies muziek' voor hem op.

Het kennisframe van Ben staat in ◗ figuur 24.3 weergegeven.

Als duidelijk is dat Jamie aan de laatste dagen van zijn leven begonnen is, vertellen de begeleiders Ben dat zijn vriend doodgaat. Ben reageert daar vrij kalm op. De begeleiders weten niet zeker of hij het begrepen heeft. Wanneer Jamie overleden is doet Ben een cd in de cd-speler van Jamie en draait hij het volume flink op. Het is Jamies lievelingsmuziek. 'Jamie wil dit horen als hij naar de hemel gaat', legt Ben uit.

Een jaar later praat Ben nog vrijwel dagelijks over Jamie. Er staat een foto van Jamie op Bens nachtkastje. 'Ik mis Jamie', zegt hij. De begeleiding antwoordt: 'Absoluut. Jullie waren zulke dikke vrienden.'

24.3   Isabel Almaraz

Isabel is altijd het rustpunt in het huis. Ze is 60 jaar en heeft een zeer ernstige verstande-lijke beperking. Ze gebruikt geen woorden en communiceert via gelaatsuitdrukkingen (meestal glimlachen) en geluiden. Ze heeft veel lichamelijke zorg nodig. Als de begeleiders Isabel helpen met eten, komen de andere huisgenoten er vaak bij zitten. Zo kunnen ze de begeleiding rustig hun nieuwtjes vertellen. Moira is gek op Isabel en is heel zorgzaam voor haar; Isabel slaakt altijd vrolijke kreten als Moira de kamer binnenkomt.

Aan Isabel is niet te zien of zij begrijpt wat er met Jamie aan de hand is en haar begelei-ding denkt dat het onmogelijk is om het aan haar uit te leggen. De meeste veranderingen bij Jamie lijken onopgemerkt aan haar voorbij te gaan, inclusief de fouten bij het tafeldek-ken en, in een later stadium, het feit dat Jamie zijn vrienden niet meer herkent. Isabel heeft geen besef van 'toekomst', haar leven ervaart ze in het hier-en-nu. Als Jamie schreeuwt, zie je wel aan haar lichaam dat ze stress ervaart. De begeleiders gaan dan naar haar toe om haar met zachte rustige woorden weer wat op haar gemak te stellen.

Het team denkt dat ze Isabel het beste kunnen ondersteunen door haar de geleidelijke veranderingen binnen het huishouden zelf te laten ervaren, zoals de uitbreiding van het personeel en later het feit dat Jamie rolstoelgebonden en uiteindelijk bedlegerig wordt, zonder die veranderingen in woorden uit te leggen. Ze houden de veranderingen niet voor haar verborgen. Wanneer Jamie bedlegerig geworden is, brengen ze Isabel soms in haar rolstoel naar Jamies kamer, waar ze dan een poosje blijft.

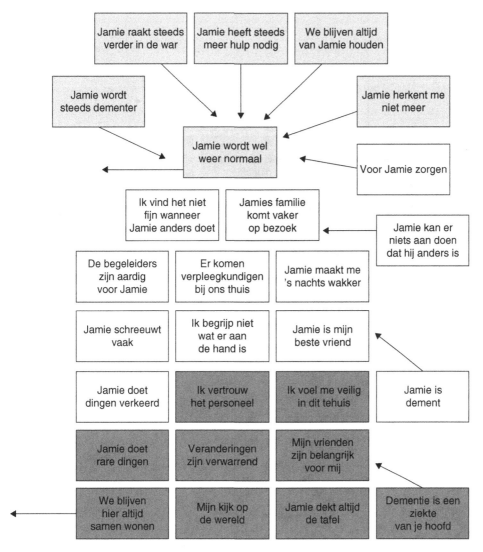

◘ Figuur 24.3 Bens huidige kennisframe waaraan nieuwe stukjes kennis moeten worden toegevoegd en waaruit ook wat stukjes moeten worden verwijderd.

Wanneer Jamie overleden is geven ze Isabel de gelegenheid naar hem te kijken en hem aan te raken. Ze gaat naar de begrafenis. In de daaropvolgende weken brengt de begeleiding haar vaak naar Jamies lege kamer. Wanneer die kamer door een nieuwe cliënt wordt ingenomen, vertoont Isabel enige tekenen van verdriet, maar die ebben na een paar maanden weer weg. Het is moeilijk om erachter te komen hoeveel Isabel begrepen heeft van wat er gebeurd is, maar ze wordt er altijd bij betrokken wanneer er over Jamie gepraat wordt.

Het kennisframe van Isabel staat in ◘ figuur 24.4 weergegeven.

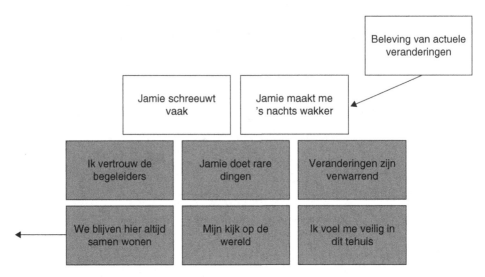

■ **Figuur 24.4**   Isabels huidige kennisframe. Omdat ze het concept 'toekomst' niet begrijpt, kan aanvullende kennis van 'wat er in de toekomst gaat gebeuren' pas worden toegevoegd wanneer dit 'kennis van het heden' is geworden.

Bijlagen

Bijlage 1 Kort overzicht van de richtlijnen

Een kennisframe opbouwen

- Splits complexe informatie op in enkelvoudige, duidelijk onderscheiden stukjes informatie. Nieuws dat op het eerste gezicht vrij simpel lijkt (bijvoorbeeld: 'je moeder heeft kanker') omvat in feite een enorme hoeveelheid achtergrondkennis, evenals kennis over implicaties en directe en toekomstige veranderingen.
- Hoe groot een stukje informatie is hangt af van de persoon in kwestie. Sommige mensen kunnen wat grotere stukken aan, bij andere moet de informatie verder opgesplitst worden.
- Geef de persoon in kwestie deze stukjes informatie één voor één, zodat er een degelijke kennisbasis wordt opgebouwd. Aanvullende informatie kan worden toegevoegd naarmate de kennisbasis (het kennisframe) groeit.
- Kijk eens over welke achtergrondkennis de persoon in kwestie al beschikt. Die kennis is afhankelijk van zijn levenservaring, zijn kijk op de wereld en zijn cognitief vermogen.
- Nieuwe informatie moet wel betekenis voor de persoon in kwestie hebben. Verbale uitleg geven heeft weinig zin voor iemand die de dingen vooral begrijpt door wat hij meemaakt of via referentievoorwerpen. Mensen met een ernstige verstandelijke beperking zullen dingen over de toekomst misschien wel nooit begrijpen.
- Ga eens na of het belangrijk is dat de persoon in kwestie deze informatie *nu* begrijpt. Dit kan het geval zijn als hij bij behandelbeslissingen betrokken moet worden of als de informatie betrekking heeft op veranderingen in het hier-en-nu.

Begripsvermogen

- Kijk of de persoon in kwestie wilsbekwaam is. Iemand is wilsbekwaam als hij de relevante informatie kan begrijpen en lang genoeg onthouden om de specifieke beslissing te kunnen nemen.
- Je moet het wettelijk kader volgen. Begeleiders en andere professionals zullen daarom moeten weten hoe de wetgeving op de situatie van de persoon in kwestie van toepassing is.
- Uitgangspunt is dat er sprake is van wilsbekwaamheid, tenzij het tegendeel is bewezen.
- Hoe en wanneer je bepaalde aspecten van het slechte nieuws overbrengt, wordt beïnvloed door hoeveel iemand in staat is op een specifiek moment te begrijpen.
- Ook bij mensen die wilsbekwaam zijn moet je de informatie in kleine stukjes aanreiken, op een manier die aansluit bij de wijze waarop ze informatie verwerken.

De betrokkenen

- Ga na wie betrokken is bij of beïnvloed wordt door de slechtnieuwssituatie. Daarbij kan het gaan om familie, partners, vrienden, begeleiders (inclusief vrijwilligers) en andere professionals.
- Stel vast wat elke betrokkene weet over het huidige kennisframe van de persoon in kwestie.
- Stel vast over welke stukjes kennis elke betrokkene beschikt en zou kunnen aanreiken. Hierbij kan het gaan om kennis over de ziekte en de prognose, maar ook om de levensgeschiedenis, het begripsvermogen en de manier van communiceren van de persoon in kwestie.
- Denk er eens over wie de aangewezen persoon is om nieuwe stukjes kennis over te brengen en de persoon in kwestie te helpen die kennis te verwerken.

Ondersteuning

Ga eens na wat de behoefte aan ondersteuning is van
- de persoon in kwestie;
- alle andere betrokkenen, met inbegrip van familie, vrienden, begeleiders en andere professionals.

Denk daarbij ook na over wie die ondersteuning het beste kan/kunnen geven. Ondersteuning kan op het informatieve, emotionele, praktische, maatschappelijke en/of spirituele vlak liggen.

Bijlage 2 Tien leidende vragen

1. Is de persoon in kwestie wilsbekwaam?
   - Ja, probeer dan na te gaan of hij het slechte nieuws liever wel of niet hoort. Vertel hem de diagnose en de bijbehorende stukjes slecht nieuws. Volg daarbij de richtlijnen om hem te helpen de implicaties, waaronder zijn behandeling en de prognose, te begrijpen.
   - Nee, bespreek met begeleiders en andere professionals hoe zijn begrip het beste kan worden opgebouwd. Volg de richtlijnen op voor het opbouwen van een kennisframe. Misschien moet het nieuws eerst aan familie of begeleiders worden verteld, maar bespreek dit vooraf met professionals op het gebied van verstandelijke beperkingen (zoals een orthopedagoog).
   - Je weet het niet zeker; vraag professionals op het gebied van verstandelijke beperkingen om te helpen bij het inschatten van het cognitief vermogen van de persoon in kwestie.
2. Welke kennis bezit de persoon in kwestie al?
   - Verzamel informatie daarover bij hemzelf, verzorgers en collega's.
   - Welke kennisbasis iemand heeft, wordt beïnvloed door:
     - cognitief vermogen;
     - levenservaring;
     - kijk op de wereld.
3. Hoe groot zijn de stukjes informatie die hij aankan?
   - Veel mensen met een verstandelijke beperking kunnen slechts met één nieuw stuk informatie tegelijk overweg.
   - Geef daarom niet meer dan één stukje informatie per zin. Geef de persoon in kwestie de tijd om nieuwe feiten te verwerken.
   - Hoe groot de stukjes kennis zijn die iemand kan verwerken, hangt vooral af van zijn cognitief vermogen.
   - Vraag familie, begeleiders en professionals hoe groot de stukjes informatie voor de persoon in kwestie kunnen zijn.
4. Hoeveel stukjes informatie zou hij (met hulp) nog meer kunnen begrijpen?
   - Vraag eens wat de familie, begeleiders en andere professionals daarvan denken.
   - Laat je vooral leiden door de *kennis* die de familie en begeleiders hebben over de persoon in kwestie, en niet zozeer door hun *wensen*. Zij kunnen soms een beschermende instelling hebben. Kijk goed of het achterhouden van informatie inderdaad in het belang van de persoon in kwestie is.
   - Kennis kun je in de loop der tijd opbouwen. Bij sommige stukjes informatie kan het maanden duren voordat ze begrepen worden en moet je de informatie voortdurend herhalen en bekrachtigen.
5. Kan hij dit specifieke stukje informatie op dit moment begrijpen?
   - Nieuwe informatie of kennis heeft alleen betekenis voor hem als het op zijn huidige kennisframe aansluit.
   - Als hij nu nog niet in staat is iets te begrijpen dan komt dat later misschien wel.

— Het is meestal het beste om te beginnen met wat er *nu* aan de hand is en van daaruit een begrip van de implicaties op te bouwen.

6. Is het belangrijk dat hij deze specifieke informatie *nu* begrijpt?
   — Mensen die wilsbekwaam zijn moeten betrokken worden bij behandel- en zorgbeslissingen; zij dienen die dus te begrijpen.
   — Zorg dat je bekend bent met het wettelijk kader.
   — Als de persoon in kwestie de informatie onmiddellijk moet begrijpen, roep dan hulp in van deskundigen op het gebied van verstandelijke beperkingen.
   — Als de situatie van iemand onverwacht verandert, zul je hem moeten helpen om zo snel mogelijk te begrijpen wat er aan de hand is.

7. Hoe, waar en wanneer zou de persoon in kwestie de informatie het beste kunnen begrijpen?
   — De spreekkamer is wellicht de plaats waar iemand het nieuws voor het eerst *hoort*, maar misschien niet de plaats waar hij het begint te *begrijpen*.
   — Veel mensen met een verstandelijke beperking begrijpen nieuwe informatie door ervaringen op te doen, in hun eigen sociale context.
   — Familie en begeleiders moeten goede informatie hebben willen ze iemand kunnen helpen met het begrijpen van informatie.

8. Wie kunnen hem het beste helpen om de informatie te begrijpen?
   — Mensen die hij vertrouwt.
   — Mensen die goed met hem kunnen communiceren.
   — Denk zowel aan professionals in je klinische omgeving (bijv. AVG-artsen, orthopedagogen, psychologen) als aan familie en begeleiders in de thuisomgeving. Ieder van hen zou zich vrij moeten voelen om stukjes kennis toe te voegen of te bekrachtigen op het moment dat het schikt.

9. Wat en wie heeft hij nodig om zo goed mogelijk te communiceren?
   — Zijn er familieleden of begeleiders die hem met communiceren kunnen helpen? Sommige mensen met een verstandelijke beperking leunen hiervoor zwaar op een specifiek persoon.
   — Denk aan het gebruik van toegankelijke materialen (afbeeldingen, gemakkelijk leesbare informatie, andere audiovisuele materialen) en het vertellen van een verhaal.

10. Kan het schadelijk voor hem zijn als hij dit stuk kennis op dit moment krijgt?
    — De meeste mensen kunnen het leven het beste aan als ze begrijpen wat er aan de hand is.
    — Kan hij de informatie *onthouden* en *afwegen*? Zo nee, dan zou de nieuwe informatie hem schade kunnen berokkenen. Bespreek dit met begeleiders en andere professionals.
    — Houd rekening met zijn tijdsbesef en zijn vermogen tot abstract denken.

Bijlage 3 Bronnen

Boeken

- Blackman, N. (2003). *Loss and Learning Disability*. Londen: Worth Publishing.
- Blackman, N. & Todd, S. (2005). *Caring for People with Learning Disabilities Who Are Dying*. Londen: Worth Publishing.
- Tuffrey-Wijne, I. (2010). *Living with Learning Disabilities, Dying with Cancer: Thirteen Personal Stories*. Londen: Jessica Kingsley Publishers.

Boeken voor mensen met een verstandelijke beperking

- Books Beyond Words: ► www.booksbeyondwords.co.uk
- The CHANGE easy-read accessible books about cancer: ► www.changepeople.co.uk

Websites

- ► http://www.watalsiknietmeerbeterword.nl/
  Deze site bevat nuttige informatie en hulpmiddelen rond palliatieve zorg voor mensen met een verstandelijke beperking, zoals pictogrammen en video's die gebruikt kunnen worden om te praten over doodgaan.

Daarnaast nuttig

- Agora: ► www.palliatief.nl/Themas/Verstandelijkebeperking.aspx
- Kennisplein gehandicaptensector: ► www.kennispleingehandicaptensector.nl
- LinkedIn; Forum Gehandicaptenzorg Vilans/Kennisplein: ► www.linkedin.com/groups/Forum-gehandicaptenzorg-Vilans-Kennisplein-1789510?trk=myg_ugrp_ovr)
- Nivel: ► www.nivel.nl/sites/efault/files/bestanden/Boekje-deskundigheidsbevordering-palliatieve-zorg.pdf
- Tijdschrift Markant: ► www.tijdschriftmarkant.nl
- VGN: ► www.vgn.nl

Websites voor mensen met een verstandelijke beperking

- ► www.lfb.nu
- ► www.raadopmaat.org
- ► www.steffie.nl

Aanbevolen Engelstalige websites

- General Medical Council: ▶ www.gmc-uk.org/learningdisabilities
- Palliative Care of People with Learning Disabilities (PCPLD) Network:
  ▶ www.pcpld.org
- Skylight Trust: ▶ www.skylight.org.nz/Breaking+Bad+News
- Website gehost door de St George University of London:
  ▶ www.intellectualdisability.info

Over de auteur

Irene Tuffrey-Wijne studeerde in Amsterdam af als verpleegkundige en verhuisde in 1985 naar Groot-Brittannië. Daar behaalde ze een graad in palliatieve verpleegkundige zorg en aan de Universiteit Maastricht promoveerde ze in de palliatieve zorg voor mensen met een verstandelijke beperking. Irene beschikt over uitgebreide praktijkervaring. Ze werkte jarenlang met mensen met verstandelijke beperkingen en in de palliatieve zorg. Tegenwoordig werkt ze als Senior Research Fellow aan de Kingston Universiteit en St George's, Universiteit van Londen, waar ze leiding geeft aan een onderzoeksprogramma gericht op verbetering van de gezondheidszorg en levenseindezorg voor mensen met een verstandelijke beperking. Irene is actief betrokken bij het palliatieve onderzoek van het Gouverneur Kremers Centrum van het Maastricht Medisch Universitair Centrum. Ze is voorzitter van het *Palliative Care for People with Intellectual Disabilities Network*, auteur van *Living with Learning Disabilities, Dying with Cancer*, en woont met haar echtgenoot en hun drie kinderen in Londen.

Literatuur

Beauchamp, T. & Childress, F. (1994). *Principles of biomedical ethics*. Oxford: Oxford University Press.

Buckman, R. (1984). 'Breaking bad news – Why is it still so difficult?' *British Medical Journal, 288*, 1597–1599.

Buckman, R. (1992). *How to Break Bad News: A Guide for Health Care Professionals*. Baltimore, MD: The Johns Hopkins University Press.

Department for Constitutional Affairs (2007). *Mental Capacity Act 2005: Code of Practice*. London: The Stationery Office.

Girgis, A. & Sanson-Fisher, R. (1995). 'Breaking bad news: Consensus guidelines for medical practitioners.' *Journal of Clinical Oncology, 13*(99), 2449–2456.

Mehrabian, A. (1981). *Silent Messages: Implicit Communication of Emotions and Attitudes* (2nd edn). Belmont, CA: Wadsworth Publishing.

Oken, D. (1961). 'What to tell cancer patients: A study of medical attitudes.' *Journal of the American Medical Association, 175*(13), 1120–1128.

The NHS Information Centre (2011). *Data on Written Complaints in the NHS 2010-11. Workforce and Facilities Team*. Leeds: The Health and Social Care Information Centre.

Tuffrey-Wijne, I. (2010). *Living with Learning Disabilities, Dying with Cancer: Thirteen Personal Stories*. London: Jessica Kingsley Publishers.

Aanbevolen literatuur

Arber, A. & Gallagher, A. (2003). 'Breaking bad news revisited: The push for negotiated disclosure and changing practice implications.' *International Journal of Palliative Nursing, 9*(4), 166–172.

Baile, W., Buckman, R., Glober, G., Beale, E. & Kudelka, A. (2005). 'SPIKES – a six-step protocol for delivering bad news: Application to the patient with cancer.' *The Oncologist, 5*(4), 302–311.

Bernal, J. & Tuffrey-Wijne, I. (2008). 'Telling the truth – or not: Disclosure and information for people with intellectual disabilities who have cancer.' *International Journal on Disability and Human Development, 7*(4), 365–370.

Blackman, N. & Todds, S. (2005). *Caring for People with Learning Disabilities Who Are Dying: A Practical Guide for Carers*. London: Worth Publishing.

Breaking Bad News, ► www.breakingbadnews.org.

Cogher, L. (2010). 'Communication with Children and Young People.' In: G. Grant, P. Ramcharan, M. Flynn & M. Richardson (eds.). *Learning Disability: A life Cycle Approach* (2nd edn). Maidenhead: Open University Press.

Department of Health (2001). *Valuing People: A new Strategy for Learning Disability for the 21st Century*. A White Paper. London: Department of Health.

Eggly, S., Penner, L. & Albrecht, T. (2006). 'Discussing bad news in the outpatient oncology clinic: Rethinking current communication guidelines.' *Journal of Clinical Oncology, 24*(4), 716–719.

Emerson, E. & Hatton, C. (2008). *People with Learning Disabilities in England*. Lancaster: Centre for Disability Research.

Fujimori, M. & Uchitomi, Y. (2009). 'Preferences of cancer patients regarding communication of bad news: A systematic literature review.' *Japanese Journal of Clinical Oncology, 39*(4), 201–216.

Iacono, T. (2004). 'Patients with disabilities and complex communication needs: The GP consultation.' *Australian Family Physician, 33*(8), 585–589.

Innes, S. & Payne, S. (2009). 'Advanced cancer patients' prognostic information preferences: A review.' *Palliative Medicine, 23*(1), 29–39.

Kaye, P. (1996). *Breaking Bad News: A 10 Step Approach*. Northampton: EPL Publications.

Knott, L. (2010). *Breaking Bad News*. Artikel te raadplegen op ► www.patient.co.uk/doctor/Breaking-Bad-News.htm.

McEnhill, L. (2008). 'Breaking bad news of cancer to people with learning disabilities.' *British Journal of Learning Disabilities, 36*(3), 157–164.

Novack, D., Plumer, R., Smith, R., Ochitill, H., Morrow, G. & Bennett, J. (1971). 'Changes in physicians' attitudes toward telling the cancer patient.' *Journal of the American Medical Association, 241*(9), 897–900.

Read, S. (1998). 'Breaking bad news to people who have a learning disability.' *British Journal of Nursing, 7*(2), 86–91.

Schalock, R., Borthwick-Duffy, S., Bradley, V. et al. (2010). *Intellectual Disability: Definition, Classification, and System of Supports* (11th edn). Washington, DC: AAIDD.

Seale, C. (1991). 'Communication and awareness about death: A study of a random sample of dying people.' *Social Sciences and Medicine, 32*(8), 943–952.

Skylight Trust (2007). 'Breaking bad news to children and teens.' Information sheet. Newtown: Skylight trust. Te raadplegen via ► http://www.skylight.org.nz/Breaking+Bad+News.

The National Autistic Society. Zie ▶ www.autisme.org.uk.

Tuffrey-Wijne, I. (2012). 'A new model for breaking bad news to people with intellectual disabilities.' *Palliative Medicine, 27*(1), 5–12.

Tuffrey-Wijne, I., Bernal, J. & Hollins, S. (2010). 'Disclosure and understanding of cancer diagnosis for people with intellectual disabilities: Findings from an ethnographic study.' *European Journal of Oncology Nursing, 14*(3), 224–230.

Tuffrey-Wijne, I., Giatras, N., Butler, G., Cresswell, A., Manners, P. & Bernal, J. (2013). 'Developing guidelines for disclosure or non-disclosure of bad news around life-limiting illness and death to people with intellectual disabilities.' *Journal of Applied Research in Intellectual Disabilities, 26*(3), 231–242.

World Health Organization (1992). *ICD-10: The Tenth Revision of the International Statistical Classification of Diseases and Related Health Problems*. Geneva: World Health Organization.

Register

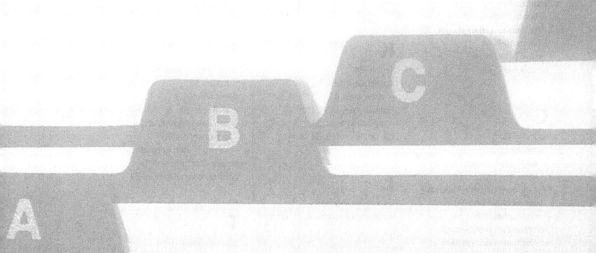